"十四五"国家重点出版物出版规划项目

精选海外珍稀中医方书十种校释

张志斌 郑金生 / 总主编

魏氏家藏方

[宋] 魏岘 / 编纂

张志斌 郑金生 / 校释

上海科学技术出版社

图书在版编目（CIP）数据

魏氏家藏方 /（宋）魏岘编纂；张志斌，郑金生校释. -- 上海：上海科学技术出版社，2025.7. --（精选海外珍稀中医方书十种校释 / 张志斌，郑金生总主编）. -- ISBN 978-7-5478-7195-9

Ⅰ. R289.344

中国国家版本馆CIP数据核字第2025U97M08号

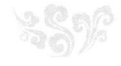

魏氏家藏方

［宋］魏　岘　编纂　张志斌　郑金生　校释

上海世纪出版(集团)有限公司
上 海 科 学 技 术 出 版 社　出版、发行
(上海市闵行区号景路 159 弄 A 座 9F-10F)
邮政编码 201101　www.sstp.cn
徐州绪权印刷有限公司印刷
开本 787×1092　1/16　印张 17.5
字数 200 千字
2025 年 7 月第 1 版　2025 年 7 月第 1 次印刷
ISBN 978-7-5478-7195-9/R·3293
定价：158.00 元

本书如有缺页、错装或坏损等严重质量问题，请向印刷厂联系调换

内容提要

本书成书于南宋宝庆丁亥年（1227），作者魏岘。全书列41门，分成10卷，以病为纲，以统诸方。

41门，即以病名为主的41类方子。诸病依次如下：卷一为中风、头风头痛、伤寒、伏暑、疟疾；卷二为一切气、心气、治肾气、痰饮；卷三为补益；卷四为补益、虚劳、自汗、白浊；卷五为脾胃、翻胃、心脾疼；卷六为心肾、脾肾；卷七为泻痢、痔漏、大便下血、肠风脏毒、大小便不通；卷八为脚气、腰痛；卷九为消渴、吐血、血妄行、鼻衄、水肿、淋沥、积滞、眼目、耳疾、牙齿、发背痈疽、积热喉闭、舌肿、口疮；卷十为妇人、小儿诸疾、诸杂方、诸汤。其中卷三与卷四部分为补益方剂，但是卷三仅存目录，正文阙脱。

本书可供中医临床工作者、中医文献研究者以及中医爱好者参考阅读。

丛书前言

《精选海外珍稀中医方书十种校释》收集海外回归的珍稀中医方书十种，作为十册单行本。

一、丛书中医方书的一般文献状况

中医在古代世界医林中一度走在前列，故其书籍曾不断流传海外，尤其对周边汉字文化圈的国家产生了巨大影响。在古医籍流传过程中，某些书种或版本在国内业已失传，却还留存海外。海外中医古籍回归之事始于清代末年，日本所藏中医古籍首次成批回归故国。清末及随后的数十年间，列强入侵，军阀混战，给中国人民带来深重的灾难，回归工作也陷入停顿。直至20世纪90年代初，改革开放为抢救回归海外遗存中医古籍创造了条件。大批量的海外中医珍善本古籍回归项目，正式启动于1996年，此后的20年中，在政府与各级领导的关怀支持下，不断获得各项基金资助。在课题组长郑金生教授的带领下，课题组的文献学学者自日本、欧美等多个国家共回归中医古籍600余种。曾于2017年由中华书局出版了大型影印丛书，共收子书427种，厘为403册。影响很大，也很好。但是，此套丛书篇幅过大，一般只适合图书馆或相关单位集体收藏，而不适于中医药工作者及爱好者个人收藏、阅读与使用。

这些回归的中医古籍中，最为精彩的部分就是医方书，其中又以宋代医方书最为光彩夺目。医方书是对中医临床最具有参考指导意义的一个部分，也最适合中医学生及临床医生阅读参考。出于这样的考虑，由上海科学技术出版社提出创意，经两位主编反复商讨，几经改动，最后确定在海外回归的中医方书中选择了十种医方书，整理校释，形成本套丛书。其中九种为宋金方书，一种为明代方书。

宋代方书中有国内失传黎民寿《黎居士简易方论》、刘信甫《活人事证方》《活人事证方后集》、郭坦《十便良方》等。这些方书中的许多名方曾被后世引用，但书却亡佚。如《十便良方》是南宋著名的方书。作者郭坦，病废二十年。他以折肱之亲历，编成此书。可惜的是该书40卷，现仅有两种残本存世，一藏中国（10卷），一藏日本（31卷）。今本套丛书将复制回归的日本藏本予以影印，与国内藏本互补，除去重复，可得37卷，距凑成完璧仅差3卷。南宋著名医家许叔微的《类证普济本事方》也有前后两集。其《后集》国内虽也存个别清刊及和刻本，但均质次卷残。本套丛书收入了该书的日藏南宋刊本全帙，使读者能一睹许叔微《本事方》全貌。此外，宋版《杨氏家藏方》（杨倓）、据宋版抄录的《叶氏录验方》（叶大廉）等多种珍稀宋代方书均收入了本套丛书。明代方书《医学指南捷径六书》现存7个或各有残缺或各有脱误的版本，则更是散在国内外六个不同的图书馆，历经辛难才收集完善。

二、丛书所收方书的共同特点

1. 方剂的来源广泛　丛书中既有引用宋及宋以前的著名医方书所载方子，还有更多来自家传或自制、名医所传，以及民间走方郎中或僧道人等，甚或是民间百姓所用之专治某病的验方。正因为宋代方书存有大量方剂来自各种此前未见记录的各方人士的经验，既实用，又稀见，其方就显得弥足珍贵。如《类证普济本事方》中的"宁志膏""七珍散"均属于自制方，前方方后注云："予族弟妇，缘兵火失心，制此方与之，服二十粒愈。亲识多传去，服之皆验。"后方方后注云："予制此方，温平不热，每有伤寒、疟疾、中暑，得差之后，用此以调脾胃，日三四服，十日外，饮食倍常。"其"惊气圆"则属家传者，方后注云："此予家秘方也。戊申年，军中一人犯法，褫衣将受刃，得释，神失如痴。予与一粒，服讫而寐，及觉，病已失矣。"

又如《叶氏录验方》所记录的有名方，大多注明方剂来源，来自有姓名或职务者近百人，每人或仅一二方。地点涉及江东、江南、绍兴、衢州、明州、池州、建州、舒州、南阳、四明、沙河等地。来自同僚官员者，大多以职务相称，如魏丞相、颜侍郎、秦侍郎、徐侍郎、李侍郎、江谏议、任少卿、赵少卿、范知府、叶知县、沈给事、仇防御、牛主簿、边学谕等；来自为医者，大多以"医"相称，如许尧臣、医官王康、医官杜壬、王医师、柴医、于医、小石医、河塘余医、高医等；来自释道人士者，如衢州医僧慧满、孙道士、江南龙瑞长老、江道人、罗汉长老、黄衣道士、紫微山道士吕玄光等；来自民间医生者，叶氏称之为"郎中"，如绍兴王郎中、刘郎中、池州王郎中、舒州列郎中、郎中于革、于郎中、高郎中、蔡郎中、明州黄郎中、柴郎中、包郎中、张郎中等。

《黎居士简易方论》中也记载有：李参政银白散、姜侍郎乌龙丹、刘侍郎治耳顺方、郭都处萎连圆、方魏将使青娥圆、高太尉感应圆、张武经大明圆、石大夫思食大人参圆、外公蔡医传秘方冲和散、王医师方固荣散、外舅蔡医传秘方九宝饮子、钱大师黄连汤、蔡医传方丁公明治耳聋等署有传人职务姓名称谓的方剂。

2. 重视丸散等成方的使用 但是，这显然并非一般所理解的成药——一药治多病，宋代方书非常考究用"圆""散""丹"的用法，除了常用的米饮、温酒、薄醋、淡盐水、枣汤等之外，常会根据不同的病种及病情，对服用法提出特殊的要求。正是服用方法的不同，可为多病多用，多证多用。

如《黎居士简易方论》中治疗风证的大通圆，方后服药法说：

卒中不语，口眼㖞斜，左瘫右痪，煨葱酒下。伤风头疼，夹脑风，生葱茶下。四肢、头面虚肿，炒豆淋酒下。风热肿痛，生姜薄苛汁同调酒，送下。胸膈痰实，眩晕昏闷，腊茶清下。浑身瘾疹，蜜汤下。下脏风攻，耳内蝉鸣，煨猪腰子细嚼，温酒送下。腰疼腿痛，乳香酒下。风毒攻眼，冷泪昏暗，菊花茶下。干湿脚气，木瓜酒下。妇人血气攻刺，当归酒下。血风疼痛，醋汤下。

又如《叶氏录验方》中的"积药麝香圆"，方后附了 28 种不同加减治疗不同的病症：

男子劳疾，猪胆酒下；女人膈血，桂心酒下；翻胃，随食下；冷痃癖气，姜汤下；腰膝疼，醋汤下；咳嗽，皂角汤下；下元冷秘，汉椒汤下；血块，京三棱酒下；女人四季宣转，醋汤下；死胎在腹，桂末一钱，水银少许，热酒调下；小儿惊风，干蝎汤下；十般水肿，大麦同甘遂汤下；寒疟，大蒜汤下；风气痔疾，炒黑豆淋汁下；霍乱，井花水下；寸白虫，芫荑汤下；蛊毒，糯米同羊乳酒下；肌肤燥痒，荆芥汤下；中风口眼㖞斜，羊骨煎酒下；脾中冷积，干姜汤下；四季宣导，冷茶清下；顽麻风，童子小便和酒下；阳毒伤寒，麻黄煎汤下；阴毒伤寒，暖酒下；心痛，木瓜酒下；打扑，蟹酒下；大便不通，冷茶下；久痢，甘草汤下；女人血气，艾醋汤下；产后诸疾，热酒下；一切疮肿，黄耆汤下；小儿疳气，黄连汤下；小肠气，炒茴香汤下；血气潮热，当归酒下。

《魏氏家藏方》的"加减大橘皮煎圆"，其方后服药法则根据所出现的不同见证，采用不同的服药法：

饮食减少，用丁香、附子煎汤下；胸膈不快，丁香、茯苓、干姜、白术、甘草煎汤下；大便作泻，豆蔻、附子煎汤下；心气不足，睡卧不寐，茯苓、附子煎汤下；受寒邪，姜、附煎汤下；小便多，茴香、盐、附煎汤下；虚冷腹疼，茱萸、附子煎汤下；大便泻血，缩砂、附子煎汤下；口吐涎沫，津液稠黏，痰饮恶心，川乌、附子、南星煎汤下。

3. 讲究方剂中药物的炮制 如《叶氏录验方》所载的方剂，都十分讲究所用药物的炮制方法。虽然，在书前并无关药物炮制的总论，但在正文中，几乎在每一味药后面都会不厌其烦地加上炮制方法。比如，具有补益作用的"双芝圆"，药后的炮制方法，以及药丸的制作方法，均非常讲究。

熟地黄壹两半,酒浸壹宿,再蒸伍柒次,火焙　麦门冬去心,汤浸壹宿[1],焙干　鹿茸肆两,切作片子,酥炙黄　鹿角胶半斤,切成块,慢火用麦麸炒成珠子　覆盆子去枝杖,净者秤贰两,火焙干　肉苁蓉酒浸,贰两半,细切,火焙干　五味子去枝梗,净者秤贰两半,火焙干　天麻贰两半,细切,火焙干　黄耆陆两,蜜涂炙黄色,单碾细,取粉肆两,入众药　山茱萸贰两半,细切,火焙干　干山药贰两半,细切,火焙干　秦艽去芦头,壹两半,细切,火焙干　人参去芦头,贰两半,细切,火焙干　槟榔贰两,湿纸裹,慢火内煨熟,去纸,细切　沉香壹两,细剉,末,入众药末　麝香半两,别研细,入众药

右件同一处为细末,后入麝香拌匀,醇酒一半,白蜜一半,煮面糊为圆如梧桐子大,文武火焙干,候冷,于磁器内收贮,不得犯铁器。每服伍拾圆,加至陆拾、柒拾圆,空心温米饮下。

书中的药物经常通过不同的炮制方法,使功效得到更加合理的应用或毒性得到更为有效的控制。如赚气圆,主治小儿腹胀如鼓,气急满闷。方用萝卜子、木香组成。其中,萝卜子用巴豆一分拍破,同炒黑色,去巴豆不用,只用萝卜子,以增强萝卜子消积除胀之力,又不至于像直接使用巴豆那样下泄作用猛烈。

如《类证普济本事方》在卷前专设《治药制度总例》一篇,记载了多种常用药物的炮制方法。如:

菟丝子:酒浸,曝,焙干,用纸条子同碾,即便为末。

半夏:沸汤浸,至温洗去滑,换汤洗七遍,薄切,焙。

乳香:挂窗孔中风干,研,或用人指甲研,或以乳钵坐水盆中研。

天雄、附子:灰火炮裂,去皮、脐用。

4. 方剂都比较简单实用　虽然这些方书也有炮制讲究的大方、复方,但更有大量简单易行的小方、单方。如郭坦的《十便良方》在每一病类之下,还有一种特有的分类,即分作三种:单方、简要方、群方。郭氏最为重视的是单方,其次为简要方,最后才是群方。其书明确

---

[1] 去心汤浸壹宿:原作"汤浸去心壹宿",据本书其他方剂麦门冬炮制法乙正。

规定："自一件至两件谓之'单方',居前;自三件至五件谓之'简要方',居中;自六件至十件或十一二件谓之'群方',居后。"也就是说,这三种方根据药物数加以区分,越是简单的方,越是放在最前面,以便采纳运用。

这些方书中常常会附出治疗验案来验证方子的效应。如《类证普济本事方》中记载了拒风丹,由川芎、防风、天麻、甘草、细辛、荜茇六味药组成,"治一切风"。方后许氏记录了两个医案,他回忆了丧母之痛,并与一位宗人得治进行对照,以说明此方的作用与效应。

世言气中者,虽不见于方书,然暴喜伤阳,暴怒伤阴,忧愁不意,气多厥逆,往往多得此疾。便觉涎潮昏塞,牙关紧急。若概作中风候,用药非止不相当,多致杀人。元祐庚午母氏亲遭此祸,至今饮恨。母氏平时食素,气血羸弱,因先子捐馆忧恼,忽一日气厥,牙噤涎潮。有一里医便作中风,以大通圆三粒下之。大下数行,一夕而去。予常痛恨,每见此症,急化苏合香圆四五粒,灌之便醒,然后随其虚实寒热而调治之,无不愈者。《经》云:无故而喑,脉不至,不治自已。谓气暴逆也,气复则已。审如是,虽不服药亦可。范子默记崇宁中,凡两中风,始则口眼㖞斜,次则涎潮闭塞,左右共灸十二穴,得气通。十二穴者,谓听会、颊车、地仓、百会、肩髃、曲池、风市、足三里、绝骨、发际、大椎、风池也。依而用之,无不立效。

元符中,一宗人得疾,逾年不差。谒医于王思和绎。思和具脉状,云:病因惊恐,肝藏为邪,邪来乘阳明之经,即胃是也。邪盛不畏胜我者,又来乘肺,肺缘久病气弱全无德,受肝凌侮。其病时复头眩,瘛疭搐掣,心胞伏涎。久之,则害脾气。要当平肝气使归经,则脾不受克。脾为中州土,主四肢一体之事,脾气正则土生金,金旺则肺安矣。今疾欲作时,觉气上冲者,是肝侮肺,肺不受侮,故有此上冲。肝胜则复受金克,故搐搦也。以热药治之,则风愈甚;以冷药治之,则气已虚。肺属金,金为清化,便觉藏府不调,今用中和温药,抑肝补脾,渐可安愈。今心忪,非心忪也,胃之大络,名曰建里,络胸鬲及两乳间,虚而有痰则动。更须时发一阵热者，是其候也。服下三方，一月而愈。

5. 具有重要的文献价值，记载了稀有的宋代文献资料，更为宝贵的是还存有现今已佚的医书　本套丛书所收方书的文献价值，首先在这些方书本身具有不可替代的特点，它们一经问世，便受到重视。例如明代官编的大型方书《普济方》，就十分重视引用《十便良方》。《普济方》中明确标注"出《十便良方》"的方子，达386处之多。如果现代未能将这些方书流传下来，将是一个极大的遗憾。

当然，它们的文献价值还不仅仅限于方书本身，非常值得注意的是，这些医方书的资料来源。例如《十便良方》郭氏在卷前的"新编古今方论总目"中，列举了该书引用的66种书名。虽然，这些引书并不意味着是作者亲见之书，有的书可能转引他书而来（如《外台秘要》《证类本草》等）。但也有该书所载的宋代医书不见于古今书目所载。例如《琴心居士方》、江阳《卫生方》、胡氏《总效方》、《郭氏家藏方》等。其中《郭氏家藏方》有可能是作者自家的藏方。因此，该书对考察宋代医药文献也具有一定价值。

《黎居士简易方论》也记载了多种已佚医书的佚文。如：临安府推官章谂《养生必用方》（或称《养生方》《必用方》）、霍喆夫（定斋）《类证治百病方》（或称《治百病方》）、南宋张松《究原方》、余纲《选奇方》（《前集》10卷，《后集》10卷。今残存《后集》4卷，《前集》早佚）、《资寿方》等都是现今已不能见到原书的医方书。

三、金末赵大中《风科集验名方》的相关说明

《风科集验名方》是国内失传的精品中医方书，为专科疾病的专门著作。今唯有元刊本存于日本静嘉堂。书中存方1979首，版本精良，内容丰富。此书因是私家收藏，至今还从未允许影印出版过，故见到此书者亦甚少。经日本友人帮助，我们递交专门申请，始得准予校点出版的机会。该书资料极为丰富，很受学界重视。

1. 此书版本稀见，流传极为不易　《风科集验名方》现唯有元刊本存于日本静嘉堂。自1306年该书首刻之后，未再见有翻刻本，故此书传世极少，现在更是孤本仅存。此书传世可谓是一波三折。最早由金国北京太医赵大中奉敕编修。但因遇上"金乱"，也就是金国遭到蒙古、南宋联合进攻之时（1234年），赵大中怀着书稿，逃遁于吴山。当时儒医赵子中传习赵大中之书，却未能让该书得以运用与传播。

1236年，道士赵素在荆湖间（今湖南、湖北等地）得到了该书，并把它带到了蒙元所辖的恒山（在今河北曲阳西北）。赵素，字才卿，号心庵，河中（今山西永济一带）人。家世业儒，而通于岐黄之学。赵氏为全真教道士，云游天下30多年，通晓各地不同民族的医药知识。丙午年（1246），蒙古特赐皇极道院给赵素，并赐号"虚白处士"。赵素不仅有很高的儒学素养，也精通医学，因此在蒙元初期道教兴盛之时，他很受朝廷的恩宠。虽然此如，他也未能将此顺利付梓。赵素晚年之时，将他的两本书授予从小追随他学医的湖广官医提举刘君卿。其中有医书《风科集验名方》。身为湖广官医提举的刘君卿，很想刊刻其师所传的两本书。为此，他在元贞丙申年（1296）到左斗元所住的沙羡（今湖北武昌一带）寓舍，向他出示了赵素的《风科集验名方》，请左氏帮助校雠。左氏慧眼识珠，在他的努力下，终于使此书刊刻行世。

2. 此书汇聚了金元数位著名医家的经验精华　《风科集验名方》的原作者是金末北京赵大中，他是一位医学造诣颇高、深得皇家信任的太医。此书的质量很高，曾被覃怀儒医赵子中作为教科书传习。传到元代博学多才的赵素手中，他经常运用其中的知识治疗各种风疾，并将耳闻目见、得效取验的治风医方，补入《风科集验名方》，分作十集。今该书所载的"赵虚白论"，即赵素补缀的个人论说。赵素晚年将《风科集验名方》交给学生湖广官医提举刘君卿。刘氏医术高明，也得益于他研习试用此书。刘氏为了完成老师出版此书的愿望，将此书交到左斗元手里。左氏精通医学文献，长于医书校雠与编纂。他花了两年的功夫，取《素问》《灵枢》《难经》《中藏经》《诸病源候论》《千金方》《外台秘要》《太平圣惠方》《和剂局方》《三因方》《医说》等书，以及南北经验名方，并《说文》等字书，逐一参订。正伪补脱，削复改错，增补阙疑。他使原本单纯的医方书，一变而为理论、医方俱富。此外，他又把"古今圣贤名医治风药品、治理制度、动风食忌"三个主题的资料编辑成书，列于书前。左氏于大德二年戊戌（1298）完成了该书。

3. 此书同时还具有重要的文献意义 该书最后集成于元大德间，是时因长期南北隔绝，金元与南宋医学交流尚不普遍。但该书除引用宋以前诸名著之外，还首次大量记载了金元、南宋的主要著作。金元医家主要收录了刘守真《宣明论》《病机保命集》、张元素《儒门事亲》等，南宋医家则有陈无择、陈自明、王硕肤、许叔微、郭稽中以及医书《究原方》等。此外还集录了刘元宾《神巧万全方》、杨氏《拯济方论》、《本草图经》、《医林方选》，以及寇宗奭、庞安常等名家的有关论说。有些引用的人名少为人知，如水月子、药隐老人等。书中还有少数赵素（虚白）补入的条文，每多治疗经验之谈。

该书为专科疾病的专门著作，对了解我国古代对风科疾病的认识和治疗经验具有重要的意义。此外，由于该书引用了众多元以前医书资料，因此，对研究宋金元医学发展，乃至辑佚古医书，具有较高的文献价值。

四、明代徐春甫《医学指南捷径六书》的相关说明

为什么要在具有九种宋金方书的丛书中加入一种明代方书？这是考虑到此书的价值及集成完本之不易。

1. 此书有较高的学术价值 《医学指南捷径六书》（简称《捷径六书》）的作者徐春甫，乃明代著名医家。他在京师担任太医院吏目，是我国最早的医学学术团体组织者与发起人，他编纂了对后世很有影响的《古今医统大全》《捷径六书》等医书，在学术上有很深的造诣。不仅如此，徐春甫还是一个胸襟宽阔、格局很大的人。作为方书来看，其《捷径六书》最有价值的两种是《二十四方》与《评秘济世三十六方》（简称《三十六方》）。

《二十四方》是徐春甫授徒所用。据其弟子江腾蛟跋中说："医方之浩繁，而用之者苦无要……如涉海无津。于是徐老师出所集《二十四方》以示小子，受而细阅之，何其简易，详而且明，诚为医家之纲领也。"所谓"二十四方"并不是24首方剂，而是指24类治法的代表方。所以该子书在初刻本中又有"医家关键二十四方治法捷径"之名。这24类方法名目为：宣剂、通剂、补剂、泻剂、轻剂、重剂、滑剂、涩剂、燥剂、湿剂、调剂、和剂、解剂、利剂、寒剂、温剂、暑剂、火剂、平剂、夺剂、安剂、缓剂、淡剂、清剂。每类之下，又出一个或数个药方，详述每方的功效、主治、方组、服法、加减。各方内容齐备，提纲挈领，以少胜多，非常适合临床使用。为了方便记忆与使用，徐氏又专门编撰了"二十四剂药方歌括"，再用歌括的形式归纳上述的内容，以便初学者能很快入门。

《三十六方》是徐春甫个人用方最为珍秘的一部分内容。在封建社会中，秘方往往是取效、致富的捷径。徐氏讲述了两个靠秘方发财的例子。如黄连紫金膏：

京师吴柳泉者，制黄连紫金膏一药，点热眼极有效。海内寓京师者，无不求赎，日获数金，辄成富室。盖方药贵精不贵多，从可知矣。

但徐"每厚赂求之"则并非为了发财，而是"用梓以公天下"。他认为"医不必禁秘，但能体仁。精制一方，名出便可。救贫于世世，胜如积金以遗子孙，而亦不必以多方为贵"。此外，徐氏的观点是用药贵简而有效："药味简而取效愈速，药品多则气味不纯，鲜有效验。"

《三十六方》收方36首，另有补遗经验方4首，合计40方。据保元堂本、金鉴本的眉批，40方可分为如下几类：徐氏自家效方（眉批作"保元堂方"，计有10首）、诸家名方（计有18首）、秘传方（计有5首）、经验方（计有5首）、未明来源方（计有2首）。各方均详细介绍方剂组成、制备及服用法，并加以评论。最后是一张药店仿单，上书"新安徐氏保元堂"某某方，后列主治、服法用量等。与一般药店的药目相比，这部分内容最有特色的是评论。这些仿单说明，《三十六方》乃徐氏自家药店出售药品的处方。

《二十四方》和《三十六方》是徐氏成名及得利的重要内容，是徐氏育人与为医的看家本领，本是非常私密的，徐春甫却将之公之于世，因此倍显难能可贵。

2. 此书版本杂出，散在各地，收集相对完善的全本非常不易　现今国内外所存的《捷径六书》版本总共有以下几种：① 日本大阪府立图书馆藏本《医学指南捷径六书》（以下简称"指南本"），共4册，6卷，每卷为一种子书，按"阴阳风雨晦明"为序，计有：《内经正脉》《雷公四要纲领发微》《病机药性歌赋》《诸证要方歌括》《二十四方》《评秘济生三十六方》，凡六种。《（大阪府立图书馆藏）石崎文库目录》著录该书为"明万历二四年跋刊本"。该本印刷质量不高，漫漶缺脱处甚多。为寻求对校本，笔者访察了至今所能见到的我国国内各种明刻残本及抄本，订正补充了指南本之不足，同时也调查清楚了该书的版本源流与传承关系。② 北京中医药大学藏本2册，残存卷三至卷六（共4卷）。经核对，该本与日本大阪所藏乃同一版木所印。卷六之末有"万历丁酉岁季秋月书林刘双松氏重梓"记载，因此可以断定指南本乃书林刘双松重刻于万历二十五年丁酉（1597）。该本字画清晰美观，当为刘双松重刻本的初刊本。该本可以弥补指南本后4卷漫漶缺脱之处。③ 中国医学科学院藏清抄本，残存卷五、卷六。其末亦有"万历丁酉岁季秋月书林刘双松氏重梓"，故来源同上。④ 江西中医学院（今江西中医药大学）藏清抄本，残存卷一、卷二。书名《医学指南捷径六书》，故亦属指南本系统。⑤ 安徽省图书馆（721）藏有两种名称不同的明刻本残本。其一，安徽省图书馆藏的明刻《医学入门捷径六书》，2册。该本仅存子书2种（每种订为1册），蠹残较多。上册之首有"万历丙戌（1586）"徐春甫的"《医学捷径六书·二十四方》序"，序后有"祁门徐氏保元堂刊"牌记（以下简称"保元堂本"），可见该本乃是徐春甫的家刻本。下册卷首残，从内容来看，乃是子书《评秘济生三十六方》。其二：安徽省图书馆藏的《医学未然金鉴》（以下简称"金鉴本"），1册。该书内容就是《医学捷径六书》中的《二十四方》与《评秘济世三十六方》两种子书。各子书之首无卷次序号，但依次标以"晦集""明集"。该本版式与保元堂相同，刻工亦同，而"未然金鉴"四字及校定人署名等明显系剜补。⑥长春中医药大学图书馆藏《古今医学捷要六书》（又称《医学捷要六书》，此后简称"捷要本"）6卷，该本的版式、纸张等均属明刻本。经仔细比对，其全书基本特点同于刘双松本，如卷次、卷名、各卷首责任者署名均相同，可见是以彼本为底本。此本字体娟秀，字迹清晰，只是错字、脱字较多。6个版本大约可区分为保元堂本、金鉴本、指南本、捷要本四个版本系统。

收集此书现存而散在于国内外的6个图书馆的全部7个版本，虽然花费的精力与财力甚大，但能将明代名医徐春甫的代表作之一整理出一个相对精善的本子以飨读者，以免别的学者耗时费力重走我们艰难的访书之路。对此，我们甚感欣慰。

五、关于本套丛书的编写及校释的相关说明

本套丛书各部子书，均包括以下内容，书名、作者、校释者、校点说明、前言、各书原序言、目录、正文等。其中校点说明，除第一条简要说明各子书版本之外，其他各条均为全套丛书统一规范。前言则详细介绍各子底本的版本及流存情况，作者及成书情况、本子书的内容与特色，以及相关本子书的校释说明。

本次校点所用各书，若有不同版本存世，则经过比较，选择最佳版本作为底本。其他版本则作为校本。若属存世孤本，没有其他版本可资对校，凡遇疑误之处，多处采用他校的方法。如追踪其书所引原书，或比较同期其他方书同名同组方，或比较后世所引其书之引文，等等，尽量给出脚注，为读者提供参考。

另外，若原书的目录与正文有差异，如方名不同，一般根据正文修改目录。若正文方名有明显错误，则据目录修改正文。如目录中有标题，而正文没有的内容，将目录标题删除。凡修改处，一律加脚注予以说明。

张志斌　郑金生
2024年2月

前　言

《魏氏家藏方》成书于南宋宝庆丁亥年（1227），作者魏岘。是书原版早已佚失，现在国内看到的五个图书馆藏本均为日本抄本。因此书载有大量的临床实用方剂，受到重视，中华人民共和国成立后被收入《续修四库全书》中。

一、作者与成书

作者魏岘，生于1187年，卒年不详。原籍寿春（今安徽寿县），祖父时迁居鄞县（今属浙江宁波）碧溪。其父魏文节，在南宋刑部为官。祖、父二人，均喜好收录所见验方。魏岘亦身为南宋官吏，官朝奉朗提举福建路市舶。他素来体弱多病，百药备尝，撷取其祖、父所收集的验方，加之自己亲验效方，凡一千余首，名为《魏氏家藏方》十卷，刊行于1227年。

魏岘在此书的自序中云："先大父文节公，先人刑部所录，及岘躬试而效者，得方凡千五十有一，厘为四十一门一十卷，集成一书，目曰《魏氏家藏》。"说明作者虽非世医之家，但对中医方的爱好与收藏确是有家传的。从而为《魏氏家藏方》的成书提供了丰富的医方资料。魏氏本人，对医学医理颇有研究，他认为："七情蛊于内，六淫寇其外，于是乎疾生焉。夫一疾有一证，一证有一方。"病证是可以用方药治疗的。但是"用药似交兵，兵交岂有宁？善养生者，常致意于金石草木之先，使性不为情所流，主不为客所感，各全其上焉者之寿"，因此，他又指出康节先生写诗云"与其病后能求药，不若病前能自防"，深得中医治未病之意。这可能也是出于魏岘本人，久病体弱，多方求治之切肤之痛。

魏岘本非专业医者，除《魏氏家藏方》而外，没有其他医学著作。但是，另外撰有《四明它山水利备览》一书（1241），今亦存世。

二、《魏氏家藏方》现存版本情况

《魏氏家藏方》可见于明《文渊阁书目》《菉竹堂书目》著录。清代以后，中国少有流传，没有任何年代的刻本保存下来，现在国内五个图书馆（如国家图书馆、北京大学图书馆）所保存的版本均为不同时期从日本回归的日抄本。

据日本《宋以前医籍考》所载，日本曾有宋版存世（原缺卷三），《经籍访古志》《图书寮汉籍善本书目》等均载有该书宋版之形制及收藏印记等[1]。然今所见日本各大图书馆书目均未见记载该书宋版。惟有日本抄本多部（亦缺卷三）。

今所见的日本抄本中，有内阁藏抄本。3册。书号：子40－10。首为宋宝庆丁亥年（1227）魏岘"《魏氏家藏方》序"。次为目录、正文。卷首仅题书名"魏氏家藏方"及卷次，无责任人署名。该本每半叶行数及字数均同宋版，疑其祖本即为宋版。该本序前有"佐伯侯毛利高标字培松藏书画之印"，表明该书原藏佐伯藩主毛利高标于天明元年（1781）所创的佐伯文库。文政十一年（1828）进献幕府后辗转移藏内阁文库。

有大阪府立图书馆藏抄本。2册。该本书号：181878。首亦为宋宝庆丁亥年（1227）魏岘"《魏氏家藏方》序"。次为目录、正文。其版式行字亦同宋版。该本序前有"崇兰馆藏""三角氏图书印""大阪府立图书馆藏书印"及椭圆形"大阪府立图书馆"藏书印。据以上藏书印，可知此本的流传经过：崇兰馆乃日本京都福井家藏书库，为京都典医福井榕亭（1753—1844）所创，内多珍贵宋元古籍[2]。此

---

[1] 冈西为人：《宋以前医籍考》，郭秀梅整理，学苑出版社，2010，第786－787页。
[2] 真柳诚：《黄帝医籍研究》，汲古书院，2014，第360页。

书后归"三角氏"收藏。三角氏为日本天保至安政期间（1830—1859）京都名医[1]。三角氏之书，于明治二十三年（1890）后归藏奈良石崎胜藏所创私立石崎文库，昭和间归大阪府立图书馆。

比较以上两本，其版式、行款、基本内容均同，且均缺卷三，可见其祖本皆出同源。

另外，据《中国中医古籍总目》记载，今国内尚有如下日本抄本：国家图书馆藏（缺卷三）、中国医学院图书馆藏（缺卷三）、北京大学图书馆藏、南京中医药大学图书馆藏。另外，中国中医科学院藏日本内阁藏抄本的复制本。其中，北京大学图书馆藏本国内已经于1987年，由中医古籍出版社影印出版。虽然《中国中医古籍总目》未言此本缺卷，但实际上此影印本目录虽全，内文同样脱阙卷三。其底本介绍云："馆藏本系日人抄本，并据南宋普门院本精校，字体秀润美观，书品较佳。"该本惟在卷第八之首有一枚藏书印，为"养安院藏书"。说明此为江户初、中期曲直濑家藏书，其家由庆长五年（1600）获后阳成天皇所赐"养安院"堂号。书中小字注有"宋本作某"云云，似乎确实见过宋本者。

三、《魏氏家藏方》的内容与特点

《魏氏家藏方》列41门，是由1 000余方，分成10卷。然而，"得方凡千五十有一"，这是魏氏本人在序言中说的。实际上，现存所有的抄本均脱缺卷三，也就是缺了一卷的方剂。据存目统计，此卷方剂为74首，所以，现在我们看到的此书，载方不足千首。此书以病为纲，以统诸方。所谓41门，就是以病名为主的41类方子。诸病依次如下：卷一为中风、头风头痛、伤寒、伏暑、疟疾；卷二为一切气、心气、治肾气、痰饮；卷三为补益；卷四为补益、虚劳、自汗、白浊；卷五为脾胃、翻胃、心脾疼；卷六为心肾、脾肾；卷七为泻痢、痔漏、大便下

---

[1] 町泉寿郎：《江户医学馆的教育——考证医学的奠基》，王铁策译，《医古文知识》2005年第3期。

血、肠风脏毒、大小便不通；卷八为脚气、腰痛；卷九为消渴、吐血、血妄行、鼻衄、水肿、淋沥、积滞、眼目、耳疾、牙齿、发背痈疽、积热喉闭舌肿口疮；卷十为妇人、小儿诸疾、诸杂方、诸汤。其中卷三与卷四部分为补益方剂，但是卷三仅存目录，正文阙脱。

　　从整体来看，全书均由方剂组成。每一门类之下，不像其他宋代方书那样，先论病，后著方，几乎没有大段引用前代名著或符合传统医理的医论；书前也没有按大多数宋代方书的套路，无药物总论，也无炮制之论。显然此非医药家之作。以各类方剂的数量比例来看，此书以补益养生类方剂为重点，显示了文人官员编书的特点。这么说，并不代表此书缺乏医学临床意义，相反，书中的方剂应当时的社会风气，有部分炼丹服食类延寿丹方。从方名看，第三卷之炼阴丹、紫丹、伏火白丹、白丹、三阳丹等当属此类金石类方药。今第三卷正文脱阙，不能以方名而武断。但现存方剂中，也还有既济补真丹、离坎丹、煮砂丹等方剂使用朱砂、阳起石、磁石、钟乳石等金石类药物。除此之外，大部分为经验效方，有比较重要的临床参考价值。书中大量随方而出的精细炮制方法及少量别具一格的医论，也很有参考价值。

　　1. 方剂来源丰富，不重前代方书　此书的方剂来源不是从前代已经出版的方书中选择而来，而是来自魏氏家族三代人的对亲见或亲验经用效方的收集汇粹，方剂来源广泛。据不完全统计，此书有明确方剂来源的有 70 余方。其中来自医者，如"王医师方""临川吕医""长沙医者郑愈""医官毛彬"等；亦有来自同朝为官者，如"丁知县""朱县丞谦之""史越王""章运使浩""知怀州李括""史提刑方""夏参议""赵通判仲宜""王提点炳""任提举文荐""王判院泾"等；还有来自释道寺院者，如"琅山显长老""庆元府慈应大师""三第山洞元先生""庆元灵济庵僧惠端化主""净智庄大师""惠斋传"等；以及友人家藏方，如"吉氏家传""刘氏家传""张氏家传"等。更多的是只写了个姓名的传人，估计这些是普通人，如"王克明传""孙路琳传""朱叔通传""李尧卿方""刘德容传"等，多不胜举。

其中，有些方子是魏岘亲用，得效受益，十分珍视者。如"先君刑部所藏五痔方"，魏氏在处方之外，用了1 300多字的专文来描述自己使用此方的全部经过与效验。大致说道，他自己自少患便血，三十岁之后就深受痔疾之苦，用药很多，鲜有良效。直至忽家间干辨官沈武，推荐了清河坊李防御名用和者。此人因医术高明，蒙恩补官。经李用和治疗，果真在半个月内大效。后费周折及钱财，得到其人治痔五方。并在63岁时因痔疮发作，再次亲自按李氏所传方药修制药物，治疗得愈。魏氏写道："予谓世间大小方脉皆有方书，独痔疾苦无好方，恐后失记李医方药，病中因详细直书之，以备异日遗忘。"

当然，此书中也有极少的方子，传人带有神秘色彩。如"返精圆"，云："此方乃赵待制遇异人得之，云是钟离先生方。"实际上此方很普通，用破故纸和茯苓二味制作丸剂。又如"圆通大圣散"云："此方乃观音梦中传授。"实际上是香连丸用作散剂而已。

此书的特点是收录家族藏方，一般不重视前代方书已录之方。有时，方子的加减法会用到当时的《和剂局方》的名方，却也不出药物。如治痢之"罂粟汤"，要配合使用"驻车圆"，其方见《和剂局方》卷6，而在本书并不给出此方的配伍与同量。再如"治久疟"，要用"五积散"来浸水煎大枣与丁香。五积散方见《和剂局方》卷2，由15味药组成。此书亦未出其方配伍与用量。

有时候，书中的方名与某前代名方的方名偶合，魏氏还会加以说明，此方非彼方。如治中风脚痛虚弱之"小风引汤"，魏氏说明道："胡洽名大风引汤。""胡洽云，南方治脚弱与此别，用半夏、芍药各二两，合十味。本只有八味，减当归、石斛，名小风引汤。《删繁方》无石斛，以疗肉寒、肌变、舌痿、腰疼、脚弱，名曰恶风。"

正因为魏氏所收方剂大多不见于前代方书，所以，该书具有独特之处，为临床治疗提供了更多的可资参考的验方，有重要的临床价值。

2. 一方多证多用，方后不同加减 此书有一个特点，与其他宋代方书较为相同，成方较多，重视丸散之剂。同时，又十分重视一方分治多证，采用不同的方后加减来解决不同的症状。

如："加减大橘皮煎圆"，此方"固壮脾经，补益下元，健美饮食，安神定志"。由鹿茸、茯神、菟丝子、大附子、山茱萸、沉香、巴戟、丁香、人参、当归、阳起石、橘红、川厚朴、干姜、肉苁蓉、肉桂、牛膝、川杜仲、茴香、补骨脂、肉豆蔻21味组成，细末为丸服。其方后加减丛书前言已述，此处不再赘述。

又如："还少丹"，"大补心肾虚损，脾胃怯弱，精神昏耗，气血衰惫，骨髓枯竭，形容瘦悴，腰背拘急，膝胫酸疼，语言错忘，饮食减少，耳重声干，头疼脑痛，五心烦热，四肢懈怠，肺气风毒，瘴疟呕吐"。由干山药、牛膝、白茯苓、杜仲、五味子、枳实、山茱萸、巴戟、肉苁蓉、远志、舶上茴香、枸杞子、熟干地黄、石菖蒲14味组成，细末为丸。其方后注云：

看体候加减：身热，加山栀子一两；精滑，加补骨脂一两；少精，加续断一两；心病，加麦门冬一两。如妇人子宫久冷，白带下，面无光彩，艾醋汤下。

3. 讲究方中药物的炮制方法 此书所载方剂，都十分讲究所用药物的炮制方法。虽然，在书前并无关药物炮制的总论，但在正文中，几乎在每一味药后面都会不厌其烦地加上炮制方法。比如，治小儿慢惊风的"蝎附散"，药仅5味，剂型为散，但每味药的炮制则较复杂。

全蝎七个，用龙脑薄荷裹麻黄缚之，酒浸干，去麻黄、薄荷不用　人参去芦，一钱，蒸过　白术一钱，蜜炙黄　附子六钱重者，去皮、脐，取一钱用　梓朴五钱，甘草水煮，焙干，取一钱，不用甘草

有的方剂还需分成若干次制作。如治疗脾虚下痢的"肥肠圆"，五味药要分成两次来制：

硫磺二两。别研　吴茱萸四两，汤泡七次，焙

以上二味，用獖猪大肠四尺，去脂膜，洗净。入二味药在内，用麻线缚两头，好米醋一碗，砂石器内慢火煮干，烂研成膏。

厚朴十两，去皮，姜汁浸一宿，炒令黄色　附子二两，炮，去皮、脐，剉，再炒令黄

南木香二两，湿纸裹，煨令香

右为细末，用前膏子搜和，杵千余下，圆如梧桐子大。每服五十圆，食前米饮送下。

再如，消食调气的"正气煮散"，药物既简单且常见，只是枣、厚朴、甘草、陈皮、干姜5味，制散的方法却颇不简单。

右将厚朴、生姜同捣，盛瓷器中将干姜为粗末，糁厚朴上淹一宿。次日，先将淹厚朴同陈皮入锅内，水煮干。次将枣子、甘草入锅内，将煮药抄在上，再入水，煮干。晒燥，再焙，为细末。每服二钱，水一盏，煎至七分，温服。入盐沸汤调下，亦得。空心、食前，常服。

书中还记录了少量单味药的制服法。如，"煮鹿角胶法""服秋石法"等，现以"制附子调服法"为例。

凡服附子，当先制其毒。其法：用新瓦一片，置附子于上，以硬炭火四面宽围之，先用雪白盐泡汤，贮其侧，有顷药裂，去皮、脐，投盐汤内少润，复取置瓦上，既干又投汤内。如是三四次，又破作两片；又如前法三四次，又破作四片；又如前法三四次，又破作八片。又如前法三四次，其药皱裂既多，盐味透彻，药毒去尽，候冷末之。白汤点服，每服二钱，加姜汁少许，空心白汤点下亦得。盖今人多以附子作姜附汤服，每切作片子，煎之熟则去滓，其药入经络而无补于脾肾。人以脾肾为主，今所服药既为末子，不入经络，其末复留脾脏，则可以壮脾胃，进饮食。

4. 论病解方惟重实用　诚如上述，本书极少在一个门类的方剂之前对相关病证进行论述。纵观全书，倒也不是一概不论，可以见到两段相对完整的病证论。一论风痹，一论伤寒。两段论述特点相同，与其他医书之引经据典的做法完全不同，魏氏提出的，均是从实用出发的本人论述。谈的是出现什么症状，应该如何，不应该如何。伤寒十劝，长文不录，今以"治风痹方诀"为例。

大凡风痹，真气昏乱，致有偏缓软弱，㖞斜涎流，不随之候，切不

可便服风药吐泻，因此有损，非徒无益而又害之。盖缘常人多忽事机，先有目眴、腰瘁、脚疼、舌涩、面赤、贪食等候，并谓等闲无虑。一旦疾作昏沉，举族惊惶，止务速安，顷刻之间，药饵妄进，不知性命之存亡在须臾也。其次庸医不明此理，偶遇人家仓卒招请，计无所出，便据方书用药，或吐或利，或便用针灸，拙术既施，遂致不救。最下者，求速效，急近利，不顾害之在后也。凡如此者，未有能已人之疾苦也。惟明哲之士，审观要理，万一失于卫生，遂至此疾，切不可当惊忧之际，任人妄攻，以自取毙。止用正气药，便是救性命之要策也。莫若用附子、木香，附子（炮裂去皮脐）二两，木香（炮过）二钱半，为细末，每服四钱，姜十片，水二碗，搅令温服。有热则候药冷服之。比坏正气者，盖有间矣。气正则精神渐定，数日之后，服风药未晚也。小续命汤之类并前药，勤服自可取差。风药如碧霞、金虎、灵宝之类，最不可服。初虞世论之甚详，苏沈方所用药尤合人情，今录此方以为后来之戒。

本书中的方解论述也较少，也是偶尔可以见到。其方解并不引用传统本草中某药的功效主治来解释此药在方中的作用，而是根据该药在本方的实用意义进行解释。如治疗痔疮下血的"固荣丹"，由代赭石、五倍子、诃子、鹿角胶、当归、川芎6味组成。

代赭石大治肠风下血痔疾，健脾，缩小便，亦治鼻衄、吐血、尿血；诃子治肠风下血；五倍子治五痔下血不止；当归、川芎治肠风下血。血既多，以此滋血不致枯竭也。鹿角胶固血道，补血虚，或下血未已，急进此药不辍，则自然收敛，不渗失也。肠本无血，血自痔窍中出，乃借路耳。吐血、鼻衄、尿血，横流不摄，当用前诸方随证服之。

这些特点，使此书风格独具，读来颇有些趣味。

四、本次校释的若干说明

《魏氏家藏方》的版本情况，已如本文第二部分所述。经过前期调研，我们复制掌握了日本国立公文书馆内阁文库藏日本江户时期抄本

（简称"内阁本"）、大阪府立图书馆藏抄本（简称"大阪本"），以及北京大学藏日本抄本（简称"北大本"）。比较三本如下。

内阁本，参见本文第二部分论述，此处不再赘述。

大阪本，2册。书号181878。每半叶十行，行十八、十九字，亦同宋版。根据此本序前的印章，可知此本最早藏于京都典医福井榕亭（1753—1844）所创的崇兰馆，后归日本天保至安政期间（1830—1859）的京都名医三角氏，于明治二十三年（1890）后归藏奈良石崎胜藏所创私立石崎文库，昭和间归大阪府立图书馆。比较二本收藏经历，似以内阁抄本更早，因为佐伯文库创立于天明元年（1781），崇兰馆创立则稍晚。从版式行款字迹来看，二本版式行款均同，均缺卷三，可见其祖本皆出同源。其抄写精粗不一，各有所长，显然大阪藏本错误更多。

北大本（影印本），1册，见：《北京大学图书馆藏善本医书》，中医古籍出版社，1987年。此本亦缺卷三正文。书中无日本假名及日本汉字，其字体亦不似日本人所抄。然而，该本也无避讳字等，又不像中国人所抄。该本惟在卷第八之首有一枚藏书印，为"养安院藏书"。说明此为江户初、中期曲直濑家藏书，其家由庆长五年（1600）获后阳成天皇所赐"养安院"堂号。养安院于享保二年（1717）遭烧毁，此后陆续恢复，最后结束于日本宽政元年（1788）。因此，依然很难判断该本的年代与抄成时间，甚至难以判断抄书者是日本人，抑或中国人。比较内阁藏抄本与北大藏抄本，版式行款均同，均缺卷三。其出第六卷首半叶的抄法非常奇怪，不按每行十八或十九字，似乎不循规矩，下半部分是空白。但是，连这样非同寻常的部分，都完全相同（见图1、图2）。可见其祖本同出一源。北大本书中的小字注云"宋本作某"或"宋本无某"集中在"草乌头"（如：头宋本无头字）及数字的大小写方面（如：佰宋本作百），而这些校正恰与内阁本符合。说明，北大本的底本肯定不是宋本，而内阁本的底本或有可能是宋本。另外，北大影印本中，还有若干脱叶及衍叶，如第四卷脱两叶，厥6方。

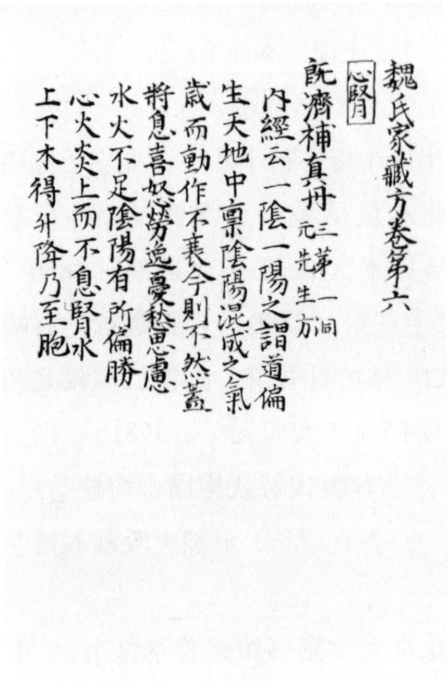

图1 内阁本卷第六首叶

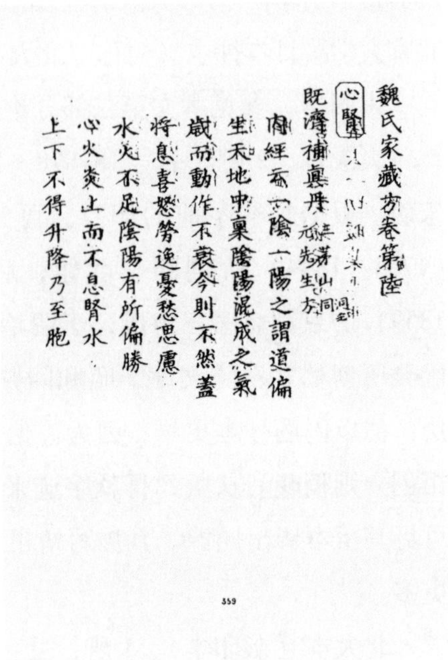

图2 北大本卷第六首叶

鉴于以上比较，我们选择内阁本为底本，北大本为主校本，大阪本为旁校本，进行校释。

此书的目录在抄本中属上乘，抄写非常认真，与正文的契合度很高。目录中某方的"又方"若干，以小字书于方名之后，以"N方"表示。正文中，则跟在此方之后，以若干"又方"依次排列表示，"又方"的数量与目录中方名后的"N方"符合。因表达方式准确而清晰，本次校释，不强求正文与目录统一，仍保留原样。

另外，底本的中文数字大小写均有，以小写为多，故本次校释统一为通行的小写。

张志斌　郑金生

2025年1月

校释说明

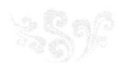

一、此书可见于明《文渊阁书目》《菉竹堂书目》著录。清代以后，中国少有流传，没有任何年代的刻本保存下来，现在国内五个图书馆（如国家图书馆、北京大学图书馆）所保存的版本均为不同时期从日本回归的日抄本。经过前期调研，我们选择复制了日本国立公文书馆内阁文库藏日本江户时期抄本（简称"内阁本"）、大阪府立图书馆藏抄本（简称"大阪本"），以及北京大学藏日本抄本（简称"北大本"）。并经研究比较（具体比较内容，参见本书"前言"），今选内阁本为底本，北大本为主校本，大阪本为旁校本，进行校点。

二、本书采用横排、简体，现代标点。简体字以2013年版《通用规范汉字表》为准（该字表中如无此字，则按原书）。原书竖排时显示文字位置的"右""左"等字样一律保持原字，不作改动。原底本中的双行小字，今统一改为单行小字。

三、底本原有目录，如部分目录与正文标题不相符，一般按正文修改目录，并出注说明。在必要的情况下，也可能按目录补充修改正文。如有特殊情况需要特别说明，将在"前言"中详述。

四、校释本对原书内容不删节、不改编，尽力保持原书面貌，因此原书可能存在的某些封建迷信内容，以及某些不合时宜，或来源于当今受保护动植物的药物（如虎骨、犀角等）仍予保留，请读者注意甄别，勿盲目袭用。

五、本书校勘凡底本引文虽有化裁，但文理通顺，意义无实质性改变者，不改不注。惟引文改变原意时，方据情酌改，或仍存其旧，均加校记。

六、原书的古今字、通假字，一般不加改动，以存原貌。底本的异体字、俗写字，或笔画有差错残缺，或明显笔误，均径改作正体字，一般不出注，或于首见处出注。某些古籍中常见的极易混淆的形似字，如已己巳、太大、芩苓、沙砂等，径改不注。而在某些人名、书名、方药、病证名中，间有采用异体字者，则需酌情核定。

七、该书误名、不规范名中，以药名最为多见。本次校点，以改正误名为主（首见出注），如防丰（风）[1]、石羔（膏）、黄蓍（耆）、白芨（及）、白藓（鲜）、黄莲（连）、牡砺（蛎）、紫苑（菀）、连乔（翘）、柀郎（槟榔）等。或有当今以从俗多用，或属通假字、古今字，或古代药物别名等的药名，则网开一面，不多作统一，如芒消（硝）、栝楼（瓜蒌）等，悉按原书等。

八、除药名之外，书中的其他用字，修改情况如下：其一，数量词。原书的药物剂量有采用中文数字"壹、贰、叁……"者，此属宋明时人为防范剂量错误而特地使用的文字，今不予修改。他处采用一般中文数字"一、二、三……"也不予修改，均保持原样。其二，部分术语。如表示丸剂可能有"圆""元""丸"三种情况，如以一种为主，其他都很少，则按绝大多数予以统一；若不同情况均有，难以取舍，则各按原书。又如"藏府"与"脏腑"也同样处理。

九、凡属难字、冷僻字、异读字，以及少量疑难术语、药物来源等，酌情加以注释。原稿漫漶不清、脱漏之文字，若能通过各种校勘方法得以解决，则加注说明。若难以考出，用方框"□"表示，首次出注，后同不另加注。

十、凡底本中的序、跋、后记等全部保留。体例保留原来的顺序，一般为序文在前，目录随后。若个别特殊情况，亦不予变动。

十一、原书某些大块文字的篇节，不便阅读理解，今酌情予以分段。某些特殊标记，亦酌情用现在简便易读的方式予以替换。

---

[1] 括号中为正字。

《魏氏家藏方》序

人受天地冲融之气以生，莫不予之以上焉者之寿。然凫、鹤之不能皆齐者，非天之降年尔殊也。七情蛊于内，六淫寇其外，于是乎疾生焉。夫一疾有一证，一证有一方。善医者虽复察脉审色，洞知其因，方苟未良，何所施巧？此简册之在天下，最不厌其博且多者，莫方书若也。岘自问仕以来，垂四十稔。愧无秋毫之善，足以活民。又以素弱多病，百药备尝。因撼先大父文节公，先人刑部所录，及岘躬试而效者，得方凡千五十有一，厘为四十一门一十卷，集成一书，目曰：《魏氏家藏》。不敢自奇，用锓诸梓，以广其传。虽复所藏非富，未足以尽疗世人之疾。或者采而用之，有所全活，则庶几区区之心，不得于彼，而得于此耳。虽然，康节先生之诗曰："与其病后能求药，不若病前能自防。"又曰："用药似交兵，兵交岂有宁？"善养生者，常致意于金石草木之先，使性不为情所流，主不为客所感，各全其上焉者之寿。则是编也，辟诸武事，蓄而弗试，斯善矣。是又书外之意，尤卷卷于世之人云。

宝庆丁亥[1]中和节[2]　碧溪　魏岘序

---

[1] 宝庆丁亥：即宝庆三年，1227年。
[2] 中和节：即农历二月一日，始于唐德宗李适贞元五年（789），应天气由寒转暖、万物复苏、农事开始之际。

《魏氏家藏方》目录

卷 第 一

中风 ·· 1
 大药紫金丹 ·· 1
 神保丹 ·· 1
 灵龙丹 ·· 2
 七生丹 ·· 2
 大祛风丹 ·· 2
 二乌圆 ·· 3
 七星圆 ·· 3
 川乌灵脂圆 ·· 3
 消矾圆 ·· 3
 何首乌圆二方 ·· 3
 神感圆 ·· 4
 祛风大圆 ·· 4
 黄圆子 ·· 4
 加味白圆子 ·· 5
 黑神圆[1] ··· 5
 虎骨养筋丹 ·· 5

---

[1]黑神圆：正文脱此方。两校本均同。

油炒乌头圆 …… 5

通痹圆 …… 5

追风圆 …… 6

省风汤二方 …… 6

醒风汤 …… 6

延龄汤 …… 6

木香附子汤 …… 6

一呷散 …… 7

七圣散 …… 7

舒筋保安散 …… 7

驱风散 …… 7

酸枣仁散 …… 8

治风痹方诀 …… 8

追风饼 …… 8

治中风 …… 9

治卒中风 …… 9

治暗风 …… 9

治风搐口喎 …… 9

中风服药次第法[1] …… 9

头风头痛 …… 10

南岳草灵丹 …… 10

附子细辛汤 …… 10

金花一圣散 …… 10

茶调散 …… 10

天雄散 …… 10

香芎散 …… 11

石膏散 …… 11

[1] 中风服药次第法：此条至二香饮子原错互一叶。两校本均同，今据正文乙正。

圣饼子 四方 11
治一切头风 12

伤寒 12

十劝 12
防风散 13
来苏散 14
至圣散 14
普救散 14
普济散 14

伏暑[1] 15

酒蒸黄连圆 15
黄龙圆 15
香薷汤 15
快脾饮 15
冰雪饮子 16

疟疾 16

双圣丹 二方 16
冲和汤 16
三倍汤 16
人参散 16
加料平胃散 17
驱疟散 17
立效散 17
二香饮子 17
五兽饮子 17
姜橘饮 17
生熟饮 17

---

[1] 暑：原作"署"，据北大本改。

胜疟饮二方 …… 18

治久疟 …… 18

卷 第 二[1]

一切气 …… 19

神仙感应丹 …… 19

神仙备急丹 …… 19

沉魏丹 …… 19

沉香煎圆 …… 20

胜七香圆 …… 20

小塌气圆 …… 20

分气圆二方[2] …… 20

拈痛圆 …… 21

撞气圆 …… 21

十香圆 …… 21

朱附圆 …… 21

橘杏圆 …… 21

五膈要圆 …… 22

橘皮茯苓圆 …… 22

大温白圆 …… 22

阿魏圆 …… 22

经进丁香调气汤 …… 22

经进过院汤 …… 23

经进清中汤 …… 23

六乙汤 …… 23

正真汤 …… 23

---

[1] 卷第二：原作"第二卷"。两校本均同。今据"卷第一"体例改，后同不注。

[2] 二方：原脱，据正文及北大本补。

四柱散	23
清气散	23
塌气散	24
荜澄茄散	24
沉香散	24
拈痛散	24
大紫苏饮	24

心气 ... 25

辰砂秘真丹	25
益心丹	25
养心丹	25
补心丹	25
九仙丹	26
生血丹	26
朱砂琥珀圆	26
八物定志圆	26
朱附圆	27
远志圆	27
补心圆	27
茯神酸枣仁汤	27
补心汤二方	28
辰砂宁心散	28
金锁散	28

治肾气 ... 29

立神丹	29
金铃子圆 三方	29
木香定痛圆	30
五香圆	30
受拜茴香圆	30

茱萸内消圆 …… 30

全蝎圆二方 …… 30

蝎梢圆二方 …… 31

香硇圆 …… 31

胡椒圆 …… 31

追痛圆 …… 31

消肾脱钳圆 …… 32

神应散 …… 32

火坠散 …… 32

沉香散 …… 32

全蝎散 …… 32

立效散 …… 33

真珠散 …… 33

百两金 …… 33

黄仙饼子 …… 33

淋洗法 …… 34

治肾气兜法 …… 34

疝气傅药 …… 34

痰饮 …… 34

上清丹 …… 34

南华丹 …… 34

羽泽圆 …… 34

青金圆 …… 35

平胃圆 …… 35

四倍圆 …… 35

消饮圆 …… 35

涤痰圆 …… 35

刷痰圆 …… 35

导痰圆 …… 36

化痰消饮圆 …… 36

温白圆 …… 36

透哥圆 …… 36

决壅破饮圆 …… 36

倍姜半夏圆 …… 37

茱枳圆 …… 37

茱萸半夏圆 …… 37

橘皮茯苓圆 …… 37

桔梗圆 …… 37

半夏圆 …… 37

天南星圆 …… 38

生姜橘皮圆 …… 38

白矾圆 …… 38

半夏圆 …… 38

香橘圆 …… 38

痰嗽圆 …… 38

橘苓圆 …… 38

丁香半夏汤 …… 39

茱萸半夏汤 …… 39

豁痰汤 …… 39

钟乳生附汤 …… 39

附子细辛汤 …… 39

附子升降汤 …… 39

橘皮枳实汤 …… 40

平肺汤 …… 40

除饮汤 …… 40

殊胜汤 …… 40

清涎汤 …… 40

铁刷汤 …… 40

五圣汤 …… 41

星附定晕汤 …… 41

刷痰汤 …… 41

独姜汤 …… 41

款气散 …… 41

参术散 …… 42

八宝饮 …… 42

参诃饮 …… 42

丁香导痰饮 …… 42

卷第三[1]

补益

仙方小延龄丹	伏火灵砂丹	炼阴丹
紫丹	伏火白丹	白丹
三阳丹	神仙养气丹	养气丹
养气丹	聚仙丹	润补小聚仙丹
鹿茸补髓丹	麋酥丹	神仙圣宝丹
入药神丹	谷神丹	妙仙丹
草灵丹	茸脐灵砂丹	龙虎肉丹
胜灸丹[2]	沉香益真丹	茸朱丹
羊肾丹	仙方伏火硫黄丹	三建伏阳丹
肉丹	既济丹	玄兔丹
神仙修真丹	鹿茸圆 五方	梅茸圆
麋茸圆 二方	鹿角霜圆	斑龙圆
三雄圆	四补圆	增益八味圆

[1] 卷第三：此卷有目无文。
[2] 胜灸丹：此后原有"一方"二字。北大本同。凡一方者，即无"又方"，无须说明，今据大阪本删。

神仙戴宁古九龙圆	十补圆	长生久视圆
韭子圆	固气圆	煮附圆
茸附圆	世宝圆	沉香十补圆
秋石圆二方	腽肭脐圆	仙茅圆三方
白仙茅圆	黑白圆	大圣补中圆
补骨脂圆	地黄圆	羊肉圆
肾髓圆	安肾圆	金银圆
双芝圆	奢丝圆	青盐圆
百花圆	大马刘家胡卢巴圆	

卷 第 四

补益 ································· 44
  沉附汤 ····················· 44
  鹿茸汤二方 ················· 44
  茸附汤二方 ················· 44
  羊肉汤 ····················· 45
  小补髓汤 ··················· 45
  龙虎汤 ····················· 45
  加减十全汤 ················· 45
  补气汤 ····················· 46
  附子降气汤 ················· 46
  黄耆散 ····················· 46
  大附散 ····················· 46
  沉香归附散 ················· 47
  龙虎饮 ····················· 47
  附子鹿角煎 ················· 47
  鹿茸地黄煎 ················· 47
  补益延寿膏 ················· 47

沉附膏 …… 48

椒黄酒 …… 48

煮鹿角胶法 …… 48

服秋石法 …… 48

制附子调服法 …… 49

羊肾羹 …… 49

羊肾粥 …… 49

附子面 …… 49

虚劳 …… 49

山药圆 …… 49

柏子仁圆 …… 50

十八味黄耆建中汤 …… 50

二十四味大建中汤 …… 50

木香黄耆汤 …… 51

当归黄耆汤 …… 51

大补黄耆汤 …… 51

参耆鳖甲散 …… 51

猪骨散 …… 51

无名散 …… 52

苁蓉散 …… 52

如意散 …… 52

天仙藤散 …… 52

白芍药散 …… 52

人参散 …… 53

大正气散 …… 53

自汗 …… 53

附子大建中汤 …… 53

耆附汤 …… 54

延年断汗汤 …… 54

断汗汤 …… 54

　　茯神散 …… 54

　　治虚汗盗汗 …… 54

　　治盗汗 …… 54

　　治盗汗 …… 54

　　扑汗 …… 55

白浊 …… 55

　　玉锁丹 …… 55

　　金锁丹 …… 55

　　固真丹 …… 55

　　胜金圆 …… 56

　　秘精圆 …… 56

　　三白圆 …… 56

　　缩泉圆 …… 56

　　固脬圆 …… 56

　　双白圆二方[1] …… 56

　　韭子圆 …… 57

　　茯苓圆 …… 57

　　固精圆 …… 57

　　茴香圆 …… 57

　　龙骨圆 …… 58

　　镇心圆 …… 58

　　夺命圆 …… 58

卷 第 五

脾胃 …… 59

　　金锁正元丹 …… 59

---

[1] 二方：原作"一方"，北大本同，今据正文改。

消谷丹 …………………………………… 59

卫经丹 …………………………………… 59

不老圆 …………………………………… 60

加减理中圆 ……………………………… 60

加味火轮圆 ……………………………… 60

枣肉豆蔻圆 ……………………………… 60

椒朴圆三方 ……………………………… 60

煮朴圆二方 ……………………………… 61

椒附香朴圆 ……………………………… 62

朴附圆 …………………………………… 62

养脾圆二方 ……………………………… 62

建脾圆二方 ……………………………… 63

茱萸健脾圆 ……………………………… 63

快脾圆 …………………………………… 63

补脾圆 …………………………………… 63

补胃圆 …………………………………… 64

固胃圆 …………………………………… 64

生气养胃圆 ……………………………… 64

丁香开胃圆 ……………………………… 64

益胃圆 …………………………………… 64

温胃圆 …………………………………… 65

人参大温中圆 …………………………… 65

曲糵二姜圆 ……………………………… 65

消谷圆 …………………………………… 65

加减千金思食圆 ………………………… 65

木香神曲圆 ……………………………… 66

诃黎勒圆 ………………………………… 66

荜澄茄圆 ………………………………… 66

苏橘大圆 ………………………………… 66

小建中圆 …………………………… 66

小姜香圆 …………………………… 67

三棱圆 ……………………………… 67

料物圆 ……………………………… 67

替饭圆 ……………………………… 67

快膈圆 ……………………………… 67

太仓圆 ……………………………… 67

术附圆 ……………………………… 68

诃附圆 ……………………………… 68

沉香圆 ……………………………… 68

丁沉圆 ……………………………… 68

已寒圆 ……………………………… 68

枣肉圆 ……………………………… 69

快圆儿 ……………………………… 69

谷神圆 ……………………………… 69

消食圆 ……………………………… 69

丁豆圆 ……………………………… 69

青盐圆 ……………………………… 69

木香分气圆 ………………………… 70

沉香养脾汤 ………………………… 70

草果养脾汤 ………………………… 70

丁香快脾汤 ………………………… 70

附子燥脾汤 ………………………… 71

清脾汤 ……………………………… 71

醒脾汤 ……………………………… 71

藿香养胃汤 ………………………… 71

加减四君子汤 ……………………… 71

大固肠汤 …………………………… 71

胃爱汤 ……………………………… 72

三和汤 …………………………………… 72

十正汤 …………………………………… 72

饭虎汤 …………………………………… 72

豆蔻汤 …………………………………… 72

壮脾汤 …………………………………… 72

雄附汤 …………………………………… 73

獭豸汤 …………………………………… 73

钟乳健[1]脾散 …………………………… 73

增损平胃散 ……………………………… 73

生气散 …………………………………… 74

厚朴豆蔻散 ……………………………… 74

人参藿香散 ……………………………… 74

沉香金粟[2]散 …………………………… 74

四和丁香散 ……………………………… 75

人参丁香煮散 …………………………… 75

正气煮散 ………………………………… 75

草豆蔻散 ………………………………… 75

木香煮散 ………………………………… 76

双枣散 …………………………………… 76

沉香散 …………………………………… 76

五香散 …………………………………… 76

姜附散 …………………………………… 76

橘红散 …………………………………… 77

清膈散 …………………………………… 77

清脾饮子 ………………………………… 77

三豆蔻饮子 ……………………………… 77

快中饮子 ………………………………… 78

[1] 健：原作"建"，据正文改。
[2] 粟：原作"栗"，大阪本同，北大本有小字注改，今据正文改。

翻胃 ·· 78
　　附子散 ······································ 78
　　顺胃散 ······································ 78
　　如圣饼子 ···································· 78
心脾疼 ·· 79
　　灵脂圆 ······································ 79
　　大效妙应圆 ·································· 79
　　止痛圆 ······································ 79
　　槟榔圆 ······································ 79
　　硇附圆 ······································ 79
　　沉香圆 ······································ 80
　　大温白圆 ···································· 80
　　失笑散 ······································ 80
　　通中散 ······································ 80
　　二珍散 ······································ 80
　　香附子散 ···································· 80

卷 第 六

心肾 ·· 81
　　既济补真丹 ·································· 81
　　神仙既济丹 三方 ···························· 82
　　煮砂丹 ······································ 83
　　坎离丹 ······································ 83
　　救生丹 ······································ 83
　　小补心丹 ···································· 84
　　至效十精丹 ·································· 84
　　还少丹 ······································ 84
　　中虚丹 ······································ 85
　　固真丹 ······································ 85

灵砂宁神圆 ····· 85
赤石脂圆 ····· 85
破故纸圆 ····· 86
腽肭脐圆 ····· 86
琥珀圆 ····· 86
既济圆 二方 ····· 86
五子圆 ····· 87
仙茅圆 ····· 87
返精圆 ····· 87
坎离圆 ····· 88
养肝圆 ····· 88
沉香附子汤 ····· 88
黄耆柏子仁散 ····· 88
虎骨酒 ····· 89

脾肾 ····· 89

加减大橘皮煎圆 ····· 89
法制厚朴圆 ····· 90
补骨脂圆 ····· 90
胡芦巴圆 ····· 90
朴附圆 ····· 90
姜香圆 ····· 91
三妙圆 ····· 91
椒蜡圆 ····· 91
愈痛圆 ····· 91
正气散 ····· 91

卷第七

泻痢 ····· 93

太素神丹 ····· 93

保寿丹 …………………………… 93

煮附丹 …………………………… 93

火毒丹 …………………………… 94

大脏丹 …………………………… 94

养脏丹 …………………………… 94

内灸丹 …………………………… 95

固阳圆 …………………………… 95

暖下圆 …………………………… 95

暖脏圆 …………………………… 95

厚肠圆二方 ……………………… 95

固肠圆二方 ……………………… 96

补真断下圆 ……………………… 96

煮朴圆 …………………………… 96

朴附圆二方 ……………………… 97

酒煮黄连圆 ……………………… 97

香连圆二方 ……………………… 97

姜连圆 …………………………… 98

蒜连圆 …………………………… 98

连朴圆 …………………………… 98

木香圆 …………………………… 98

艾麦圆 …………………………… 99

厚胃圆 …………………………… 99

赤圆子 …………………………… 99

峻补圆 …………………………… 99

乌紫金圆 ………………………… 99

养真圆 …………………………… 99

补中圆 …………………………… 100

香茸圆 …………………………… 100

杏[1]霜圆 ……………………… 100

---

[1] 杏：原作"香"，据正文改。

如圣圆 ……………………………… 100

三建圆 ……………………………… 100

神应乳香圆 ………………………… 101

肉附圆 ……………………………… 101

椒附圆 ……………………………… 101

韭附圆 ……………………………… 101

肥肠圆 ……………………………… 101

猪肚煎圆 …………………………… 102

水煮青盐圆 ………………………… 102

育肠汤 ……………………………… 102

万安汤 ……………………………… 102

调中汤 ……………………………… 103

四味茯苓汤 ………………………… 103

罂榆汤 ……………………………… 103

罂粟汤 ……………………………… 103

六物汤 ……………………………… 103

圆通大圣散 ………………………… 104

如神汤 ……………………………… 104

神应散 ……………………………… 104

木香散 ……………………………… 104

人参散 ……………………………… 104

豆蔻散 三方 ………………………… 104

柏子散 ……………………………… 105

二宜散 ……………………………… 105

香罂散 ……………………………… 105

白石脂散 …………………………… 105

赤石脂散 …………………………… 105

三磨散 ……………………………… 105

抵圣散 ……………………………… 106

丁香散 ………………………………… 106

　　固肠饮 二方 ………………………… 106

　　炙肝散 ………………………………… 106

　　生气散 ………………………………… 107

　　姜香散 ………………………………… 107

　　如圣饮 ………………………………… 107

　　御米饮 ………………………………… 107

痔漏 ……………………………………… 107

　　先君刑部所藏五痔方 ………………… 107

　　水澄膏 ………………………………… 109

　　枯药 …………………………………… 109

　　荆芥汤 ………………………………… 110

　　润肠圆 ………………………………… 110

　　龙石散 ………………………………… 110

　　双金散 ………………………………… 111

　　国老汤 ………………………………… 111

　　固荣丹 ………………………………… 111

　　乌玉圆 ………………………………… 111

　　朴蘖圆 ………………………………… 112

　　木鳖散 ………………………………… 112

　　木槿散 ………………………………… 112

　　必应散 ………………………………… 112

　　落痔膏 ………………………………… 113

　　治痔疾 ………………………………… 113

　　痔药 …………………………………… 113

　　洗痔方 二方 ………………………… 113

治大便下血 ……………………………… 113

　　乌金圆 二方 ………………………… 113

　　续断圆 ………………………………… 114

黄连圆 ······ 114

梅茸圆 二方 ······ 114

蒲藕圆 ······ 115

独连圆 ······ 115

二姜圆 ······ 115

艾附汤 ······ 115

归附汤 ······ 115

沉香汤 ······ 115

神授散 ······ 115

越桃散 ······ 116

柏芷散 ······ 116

木香诃子散 ······ 116

二灰散 ······ 116

妙应散 ······ 116

山栀散 ······ 116

楝[1]根散 ······ 117

治大便下血 ······ 117

肠风脏毒 ······ 117

乌金[2]圆 ······ 117

倍槐圆 ······ 117

硫附盐矾圆 ······ 117

神应圆 ······ 117

梅茸圆 ······ 118

黄连圆 ······ 118

小豆圆 ······ 118

巨胜七宝圆 ······ 118

地黄圆 ······ 118

---

[1] 楝：原作"练"，据《证类本草·楝实》引《本草图经》作"苦楝"改。后同不注。
[2] 乌金：原作"金乌"，据正文改。

枳壳圆 …………………………… 118

枳巴圆 …………………………… 118

妙应圆 …………………………… 119

槐花汤 …………………………… 119

胶姜理中汤 ……………………… 119

姜香散 …………………………… 119

梅姜散 …………………………… 119

茶调香附散 ……………………… 119

烧梅散 …………………………… 119

治肠风下血二方 ………………… 119

治肠风 …………………………… 120

治脏毒下血二方 ………………… 120

治便血 …………………………… 120

大小便不通 …………………………… 120

乳朱[1]圆 ………………………… 120

瞿麦汤[2] ………………………… 120

参诃散 …………………………… 121

霹雳煎 …………………………… 121

大便秘涩二方 …………………… 121

卷第八

脚气 …………………………………… 122

活络丹 …………………………… 122

神仙轻脚圆 ……………………… 122

思仙续断圆 ……………………… 122

---

[1] 朱：原作"珠"，据正文改。
[2] 汤：原作"圆"，据正文改。

木瓜圆	123
椒龙圆	123
萆薢圆	123
香犀圆	123
异方黄耆圆	124
补泄防劳圆	124
奇应轻脚圆	124
乳香木瓜圆	124
薏苡仁圆	125
茱萸木瓜圆	125
常服木瓜圆	125
换腿圆	125
除湿圆	125
木瓜圆[1]二方	126
牛膝木瓜圆	126
乳香没药圆	126
柏子仁圆	127
鹿茸四斤圆	127
舒筋圆	127
神功异宝圆	127
四蒸圆	128
五香蠲痛圆	128
七宣圆	128
轻脚圆	129
除湿巡经圆	129
煨肾圆	129
承气轻精圆	129
趁痛圆	130
蠲毒圆	130

[1] 木瓜圆：此前原有"牛膝"二字，两校本均同，据正文删。

补泻圆 …………………………………… 130

神方脚气圆 ……………………………… 130

神效木瓜汤 ……………………………… 130

五倍汤 …………………………………… 131

左经汤 …………………………………… 131

蠲痹汤 …………………………………… 131

六半汤 …………………………………… 131

沙节汤 …………………………………… 132

双和汤 …………………………………… 132

茱萸汤 …………………………………… 132

小风引汤 ………………………………… 132

半夏汤 …………………………………… 132

连毒汤 …………………………………… 132

御府松节汤 ……………………………… 133

五痹汤 …………………………………… 133

蠲痛汤 …………………………………… 133

顺气散 …………………………………… 134

虎骨散 …………………………………… 134

乌药散 …………………………………… 134

芎桂散 …………………………………… 134

七圣散 …………………………………… 134

续断散 …………………………………… 134

槟榔散 …………………………………… 135

舒筋散 …………………………………… 135

治脚气淋渫药 …………………………… 135

附子除湿酒 ……………………………… 135

虎骨酒 …………………………………… 135

治大腿骨内痛熨法[1] …………………… 135

[1] 法：原作"酒"，据正文改。

沉香饮子 …………………………… 135

　　木香饮子 …………………………… 136

　　三建登仙酒 ………………………… 136

腰痛 …………………………………… 136

　　磨腰丹 ……………………………… 136

　　定痛圆 ……………………………… 137

　　补髓青娥圆 ………………………… 137

　　神效定痛圆 ………………………… 137

　　倍力圆 ……………………………… 137

　　神仙青娥圆 ………………………… 137

　　川韭圆 ……………………………… 138

　　左经圆 ……………………………… 138

　　宣经圆 ……………………………… 138

　　胜金圆 ……………………………… 138

　　憎爱圆 ……………………………… 138

　　巴戟散 ……………………………… 139

　　追痛散 ……………………………… 139

　　神金散 ……………………………… 139

卷 第 九

消[1]渴 ………………………………… 140

　　水葫芦圆 …………………………… 140

　　清中圆 ……………………………… 140

　　清心圆 ……………………………… 140

　　滋渴汤 ……………………………… 140

　　加料乐令黄耆汤 …………………… 140

---

[1] 消：原作"痟"，据正文改。

竹龙散 …… 141

解渴饮子 …… 141

吐血 …… 141

蒲黄散 …… 141

灵脂散 七方 …… 141

治咯血 …… 142

六乙散 …… 142

血妄行 …… 142

应圣圆 …… 142

黑圣散 …… 142

顺气散 …… 142

固经散 二方 …… 143

止血散 二方 …… 143

治血妄行吐血 …… 143

鼻衄 …… 143

神功散 四方 …… 143

水肿 …… 144

通气圆 …… 144

余粮白术圆 …… 144

橘姜圆 …… 145

内消圆 …… 145

狼毒圆 …… 145

椒巴圆 …… 145

沉香散 …… 145

羌活散 …… 146

快气消块散 …… 146

治水气 …… 146

淋沥 …… 146

箬灰散 …… 146

瞿麦散 二方 …… 146
木通散 …… 147
治冷淋 …… 147
小便闭涩 …… 147
八味圆 …… 147

积滞 …… 147

软红圆 …… 147
皂香[1]圆 …… 148
丁香内化圆 …… 148

眼目 …… 148

清明丹 …… 148
八味圆 …… 149
菟丝子圆 …… 149
夜光圆 …… 149
还睛[2]圆 …… 149
生地黄煎 …… 149
菊花散 …… 150
治目疾不能视物[3] …… 150
治两目清盲 …… 150
七奇汤 …… 150
三神汤 …… 150
治眼赤疼 …… 150
圣效散 …… 151
治暴赤眼 …… 151
治赤眼 二方 …… 151
治烂眶风眼 …… 151

---

[1] 香：原作"角"，据正文改。
[2] 睛：原作"晴"，据正文改。
[3] 不能视物：原脱。据正文补。

羌活膏 …………………………………… 151

　　金线膏 …………………………………… 151

　　点眼方二方 ……………………………… 152

　　玉[1]龙膏 ………………………………… 152

　　一轮雪 …………………………………… 152

　　治障眼 …………………………………… 152

　　治烂弦风眼 ……………………………… 152

　　治乍赤眼 ………………………………… 153

　　治眼白赤 ………………………………… 153

耳疾 ………………………………………… 153

　　穿珠圆 …………………………………… 153

　　红绵散 …………………………………… 153

　　治耳聋 …………………………………… 153

　　治耳聋多年不听者 ……………………… 153

　　治耳鸣二方 ……………………………… 154

　　治耳[2]聋 ………………………………… 154

牙齿 ………………………………………… 154

　　异香丹二方 ……………………………… 154

　　红娘圆 …………………………………… 154

　　香乌圆 …………………………………… 154

　　拈痛圆 …………………………………… 155

　　鹤膝汤 …………………………………… 155

　　苍耳汤 …………………………………… 155

　　升麻细辛汤 ……………………………… 155

　　竹叶汤 …………………………………… 155

　　大牢牙散 ………………………………… 155

　　坚牙散 …………………………………… 155

---

[1] 玉：原作"五"，据正文改。
[2] 耳：原脱，据正文补。

失笑散 …… 156

立应散 …… 156

玉池散 …… 156

青盐散 …… 156

全蝎散 …… 156

香芥散 …… 156

炙皂散 …… 156

养源散 …… 157

乌石散 …… 157

姜黄散 …… 157

香椒散 …… 157

内补散 …… 157

五倍子散 …… 157

黄蘗散 …… 157

殊圣散 …… 158

胭脂散 …… 158

芫花散 …… 158

赤荆散 …… 158

烧茄散 …… 158

治牙疼 …… 158

治风蚛牙疼 …… 158

治风牙肿痛二方 …… 158

发背痈疽 …… 159

猪蹄汤 …… 159

加减香连汤 …… 159

立效木香散 …… 159

破脓如神散 …… 159

大托里散 …… 160

黄芩散二方 …… 160

清凉膏 …… 160

揭毒膏 …… 160

生肌药 …… 161

收疮口药 …… 161

三羊散 …… 161

治软疖 …… 161

抵圣散 …… 161

白敛散 …… 161

藜芦粉 …… 161

鹿香散 …… 162

六物散 …… 162

积热喉闭舌肿口疮

甘草圆 …… 162

神巴圆 …… 162

清膈[1]圆 …… 162

泻心汤 …… 162

玉矾汤 …… 162

马啣汤 …… 162

吹喉散 …… 163

碧云散 …… 163

回生散 …… 163

立应散 …… 163

追涎散 …… 163

白僵蚕散二方 …… 163

青矾散 …… 164

硝石散 …… 164

开咽喉捷法速效方[2] …… 164

---

[1] 膈：原作"鬲"，据正文改。
[2] 速效方：原脱，据正文补。

宽咽酒 … 164

酒煮矾 … 164

玉箸硝 … 164

卷 第 十

妇人 … 165

拱辰丹 … 165

全生丹 … 165

真人积德圆 … 165

艾茸圆 … 166

地黄鹿茸圆 … 166

鹿茸圆 … 166

紫石英圆 … 166

菟丝子圆 … 166

黄耆除热圆 … 167

紫灵圆 … 167

当归圆 … 167

胜金圆二方 … 167

艾煎圆 … 168

泽兰圆 … 168

灵脂圆 … 168

三香圆 … 169

十补圆 … 169

滋养圆 … 169

安经圆 … 169

内灸[1]圆 … 169

---

[1] 灸：原作"炙"，据正文改。

琥珀圆 …… 170

追气圆 …… 170

龙骨圆 …… 170

阳起石圆 …… 170

十味养荣汤 …… 171

十三味当归补虚汤 …… 171

活[1]络汤 …… 171

羊肉汤 …… 171

中岳汤 …… 172

琥珀卫生散 …… 172

佛手散 …… 172

救脱散 …… 172

安宫散 …… 172

半夏散 …… 172

参诃散 …… 172

地黄散 …… 173

推陈散 …… 173

蛎香散 …… 173

鹿角散 …… 173

独芎散 …… 173

卷柏散 …… 173

敛经散 …… 173

化荣散 …… 174

赤豆散 …… 174

三龙散 …… 174

消毒膏 …… 174

茝[2]麻膏 …… 174

---

[1] 活：原作"洺"，据正文改。
[2] 茝：原作"草"，据正文改。

灵脂酒 … 174

治妇人经候淋沥不断 … 174

催生 … 174

小儿诸疾 … 175

斩邪丹 … 175

碧玉丹 … 175

扁金丹 … 175

猪肚丹 … 175

太一丹 … 176

镇心安神丹 … 176

温胃丹 … 176

真珠圆 … 176

安神圆 … 177

五痫圆 … 177

牛黄圆 … 177

龙脑圆 … 177

青龙圆 二方 … 178

朱砂圆 三方 … 178

龙脑青金圆 … 179

辰砂安惊圆 … 179

镇惊圆 … 179

天麻圆 … 179

肥儿圆 … 179

补气温疳圆 … 180

鳖血煎圆 … 180

金连圆 … 180

连胡圆 … 180

苦楝圆 … 180

木香圆 … 180

神曲豆蔻圆	181
木香分气圆	181
消食圆	181
茱萸圆	181
实脾圆	181
四君子圆	181
安心圆[1]	182
消乳痰圆[1]	182
半夏圆	182
白术半夏圆	182
神白圆	182
温疟圆	183
小定志圆	183
小鹿茸圆	183
内消圆	183
大朱砂圆	183
八物参术圆	183
猪肚圆	184
大黄圆	184
梅连圆	184
截风生胃汤	184
四君子汤	184
饭虎汤	184
沉香磨脾汤	185
山药汤	185
苏香汤	185
和解汤	185

[1] 圆：原作"丸"，据正文改。

化毒汤 ································· 185

活脾圆 ································· 185

银白散 ································· 186

治走马疳 ······························· 186

曲香散 ································· 186

星香汤[1] ······························ 186

蝎附散 ································· 186

安全散 ································· 186

乌蛇散 ································· 187

天竺黄散 ······························· 187

朱砂散 ································· 187

蝎附散 ································· 187

人参黄耆散 ···························· 187

牡蛎散 ································· 187

香朱散 ································· 188

龙骨散 ································· 188

止汗散 ································· 188

欢喜散 ································· 188

红绵散 ································· 188

龙脑散 ································· 188

化毒散 ································· 189

乌梅散 ································· 189

红粉散 ································· 189

六神散 ································· 189

麦门冬散 ······························· 189

茯苓散 ································· 189

龙胆散 ································· 189

---

[1] 汤：原作"散"，据正文改。

加味观音散 …… 190

止吐散 …… 190

草豆蔻散 …… 190

丁香草果散 …… 190

木香散 …… 190

玉拄杖散 …… 191

蝎附散 …… 191

醒脾散 …… 191

桔梗散 …… 191

犀角饮 …… 191

越桃饮子 …… 192

木香煎 …… 192

辰砂膏 …… 192

把搐膏 …… 192

乌犀膏 …… 192

羌活膏 …… 192

住唇膏 …… 193

乌金膏 …… 193

人参膏 …… 193

助胃膏 …… 193

牛黄膏 …… 193

朱砂饼子 …… 193

诸杂方 …… 194

千钟酒 …… 194

治腋气四方 …… 194

神仙救人圆 …… 194

治汤火伤清凉膏二方 …… 195

治误吞钱二方 …… 195

治诸骨鲠二方 …… 195

治鱼骨鲠 二方 ………………………… 195

治寸白虫 三方 ………………………… 195

治一切蛇毒所伤 二方 ………………… 196

误食毒药咽喉急闭 …………………… 196

治中砒霜巴豆毒 ……………………… 196

解毒方 ………………………………… 196

解百药毒方 …………………………… 196

解一切毒 ……………………………… 196

染髭发方 ……………………………… 196

乌髭方 二方 …………………………… 197

寻痛圆 ………………………………… 197

治打扑伤损 三方 ……………………… 197

治筋断须续者 ………………………… 198

治撷扑闪肭疼痛 二方 ………………… 198

洗面药 治粉刺 ………………………… 198

诸汤 ……………………………………… 198

香橘汤 ………………………………… 198

醍醐汤 ………………………………… 198

庆仙汤 ………………………………… 198

凤池汤 ………………………………… 199

清芬汤 ………………………………… 199

紫姜汤 ………………………………… 199

清韵汤 ………………………………… 199

玉尘汤 ………………………………… 199

方剂索引 ……………………………… 200

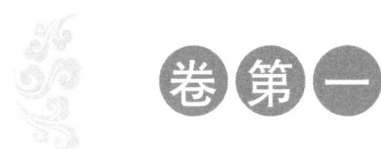

卷第一

中风

大药紫金丹

川乌头_{炮,去皮、脐} 五灵脂_{各二两,别研} 乳香_{别研} 没药_{各一两半,另研} 地龙_{去土} 木鳖子_{去壳、枝} 白胶香_{各一两,另研} 自然铜_{荔枝皮者,火煅醋淬七次} 天麻_{各半两} 麝香肉_{三钱,另研}

右为细末,于辰年辰月辰日辰时面向辰方上取长流水为圆。如不及辰年,只用辰月辰日辰时面向辰方焚香,滴长流水和于臼中,向辰方杵一千二百下,作一百六十圆,阴干,霹雳酒磨下。_{用铁秤锤猛火内烧通红,淬入酒中,名霹雳酒。}左瘫右痪,日夕就床不能坐立,及伤寒汗不流,腰脚挛搦,及妇人产后软瘫、脚膝细弱,兼治打扑伤损,筋骨损败,服之立效。寻常伤风及头风等疾,筋骨挛急,不能转侧,服之即愈。如风证病重者,一更、二更、三更各一服。如病轻者,用酒化下,不拘时服即愈。前后亲用奇效,危困立安。跛鳖复常者百十人,更有人只用端午日午时合用之亦效。兼试以治肠风亦效。有妇人手臂不能屈伸,只磨药傅臂上亦愈。合时忌妇人、鸡、犬、猫畜见。合时于辰日,前一日先修制下药。

神保丹 治左瘫右痪,或一手顽痹,一足不仁,或半身不遂,口㖞喉肿。

川芎 天南星_{汤泡七次} 甘松 香白芷 藿香叶_{洗去土} 香附子_{去毛,炒} 牛膝_{去芦,酒浸} 桔梗_炒 防风_{去芦} 茴香_{淘去沙,炒} 羌活 藁本 麻黄_{去节} 当归_{去芦,酒浸,各一两} 草乌 大川乌_{各一两半,并生,去皮、尖} 甘草_{四两,生} 荆芥穗_{二两} 石膏_{半斤,生}

右为细末,糯米糊为圆,每以三钱半重作一圆,每圆分作四服。头风，薄荷酒嚼下；喉闭，生姜薄荷酒下；妇人血风久瘫，豆淋酒下。用黑豆炒热以酒投之，去豆，只用酒，名豆淋酒。伤骨，乳香酒下；脚上生疮，木瓜酒下；耳内虚鸣，煨猪肾酒下；眼肿，菊花酒化下。小儿每圆分作八服。瘫风先服顺气散，方在脚气门。后服此药。瘫风三五日者，服之其效尤捷。

灵龙丹 治一切风疾，卒中潮搐，口噤不语，舌强肺弱，鹤膝瘫痪，半身不遂，偏风，口眼㖞斜。丁知县传。

五灵脂去沙，七两，别研　草乌生，去皮、尖，半两　木鳖子新者去壳，二两，别研　白胶香别研　地龙去土　乳香各半两，别研　麝香一钱，别研

右为细末，入诸别研药拌和，以辰年辰月辰日辰时取辰方上野水，溲做小阿胶片，风干。每有患者，以一片分作三服，用酒磨下。卒中急风，以白矾一小块研末，用童子小便同酒磨下。或口噤，灌少许入鼻中，待口开一时灌尽。小儿惊风，分作六服，薄荷汤入酒化下。手足疼痛，薄荷酒下，或姜汁磨涂患处。如治牙疼，以少许塞之。

七生丹 治风邪乘虚入脏，留蓄胞膜，因气所动，冲筑往来若块，妨进饮食。或游走经络，时发寒热，上攻头面，时作昏痛，下至足胫不仁，久为伏梁，宜服此方。

白附子　天南星　全蝎　半夏　僵蚕　干姜　川乌头

右等分，并生为细末，生姜汁煮面糊为丸如梧桐子大。每服三十丸，生姜薄荷汤下，临卧服。

大祛风丹 王医师传

犀角镑屑　羚羊角镑屑　牛黄真者，别研　鹿速脑别研　玳瑁镑屑，各三钱　真珠二钱，盐汤净洗，另研　全蝎新者只用梢尾，取净[1]　白花蛇真蕲州者，浸取净肉　防风各半两，去芦　石膏一□[2]，切开用，方□[3]石者　天

---

[1] 取净：北大本二字不规范，难以辨认；大阪本作"去颠"。
[2] □：原为一字厥。两校本同。据下方"七星圆"，石膏用一两，此处当为"两"字。
[3] □：原为一字厥。大阪本同。北大本作"白"字，字迹有后加之嫌。此处或为"解"字。《本草纲目·方解石》李时珍曰："方解石与硬石膏相似，皆光洁如白石英，但以敲之段段片碎者是硬石膏，块块方棱者为方解石，盖一类二种，亦可通用。"

南星用新大块白者八两，入生姜二斤切片，慢火煮令姜不辣，焙干，二两

右为细末，入水飞过朱砂二两，同再研，和炼紧蜜为圆，每两分作十二圆。每服一圆，用生姜自然汁化开，热汤浸服，不拘时候。

二乌圆 治风气走注疼痛。

川乌生，去皮、脐 海桐皮 草乌生，去皮、尖 五灵脂各一两，别研

右为细末，先取不蛀皂角二铤，锤碎酒浸，揉取脂，滤去滓，打面糊为圆如梧桐子大，每服二十圆，茶、酒任下。

七星圆 治中风痰涎壅盛。

附子生，去皮、脐 白附子各二钱，炮 半夏汤炮七次 香附子去毛 天南星汤泡七次，各半两 石膏一两 地龙三钱，去土

右为细末，韭汁为圆如梧桐子大。每服七粒，茶汤或温酒任下，食后、临卧服。

川乌灵脂圆 治左瘫右痪，口眼㖞斜，寒湿脚气。一切风疾悉皆治之。

川乌头三只，去皮、脐 天南星三个共五两者，焙 五灵脂炒，别研

右等分，为细末，以生姜自然汁为圆如梧桐子大。每服一十圆至十五圆，用薄荷自然汁入酒吞服，空心食前，日三服。

消矾圆 治暗风、痫病年深者。

消石半两 赤石脂二两，火煅 白矾一两，枯

右为细末，糯米粥为圆如绿豆大。每服十五圆，食后温水下，日进三服。一日一次发者，服之半月，永除根本。

何首乌圆 能壮筋骨，乌髭鬓，益血脉，助阳气。又治一切风攻，手足沉重，皮肤不仁，遍身麻痹及风劳气疾，肠风下血。久服轻身延年，耳目聪明。

牛膝去芦，酒浸 大枣各四两 何首乌用一斤，须是雌雄二色者，雄色红，雌色白，用雄三分，雌一分，以快竹刀削去皮，切片，日中晒干，于木臼内杵粗末 黑豆半升，同枣肉拌和，作一重铺在甑底，然后以何首乌为末，尽覆枣豆上，密闭蒸，俟药变黑色，气透上下，枣豆香与药香相和，同取枣、豆晒干

右为细末，酒糊为圆如梧桐子大。每服三十圆，空心食前，温酒或熟水下。

又方 治风，活血，大补益。

何首乌一斤，赤、白色者各半，米泔浸三宿，取出，用竹刀刮去皮，薄切，焙干　赤芍药四两

右为细末，炼蜜为圆如梧桐子大。每服三五十圆，食后温酒或饭饮任下，日进二服。切忌铁器，须精细修和。知怀州李括与一武臣同官，怪其年七十余轻健，面如渥丹，能饮食，叩其术乃得。此方先是李括盛暑中半体无汗，暮年窃自忧之，服此药一年许，汗遂浃体。初不知其能治此也，盖其活血之验，已试之效，可无疑矣。然何首乌不宜久服，颇作欲念，更宜谨之，庶不为药之所使。

神感圆 治腰疼脚气及左瘫右痪，卒中风疾，外肾冷疼。

破故纸二两，新瓦炒香　地龙去土　干木瓜　川乌头各一两，生用　荆芥穗半两

右为细末，用好醋煮面糊为圆如梧桐子大。每服二三十圆，盐酒、盐汤任下。如腰脚之疾，食前服；如膈上风痰，食后服。不得食热物。

祛风大圆 治一切风疾，手足麻痹，语言蹇涩，痰涎壅盛，头目眩晕，耳鸣怔忡，举动艰难，口眼㖞斜，半身不遂，牙关紧急，不省人事，此乃风证也。但日服此药，诸证悉愈，久服无毒，性平不热，服之神妙。切忌食酒、面、鸡、鱼、一切海鲜。若不忌口，服之无效。

芎䓖　赤芍药　防风去芦　白僵蚕直者，炒去丝　天麻　麻黄去节　朱砂研，水飞　石膏各一两　龙齿火煅，别研　白花蛇好酒浸，取肉　甘草各半两　川大黄二钱　蝎梢炙　麝香各三钱，别研

右为细末，炼紧蜜为圆，每两作五圆，每服一圆，用生姜自然汁化开，却用温汤浸食后服，日进二服。

黄圆子 治丈夫、妇人一切诸风口眼㖞斜，半身不遂，手脚麻痹，肌肉瞤动，头目旋晕，痰涎不利，遍身痒闷，风虚卒中，服之神验。如能常服此药，永无诸般风疾。

甘草炙　华阴细辛　川乌各三两，生　白术炒　川芎　缩砂去壳　羌活各二两　白芷四两　雄黄一两，透明者，别研，水飞

右为细末，炼蜜为圆如弹子大。每服一圆，细嚼，白汤任下，不拘时候。

加味白圆子　去风化痰，清头目。

川乌头生，去皮、脐，切片，汤浸七次　白僵蚕直者，炒，去丝，各一两　半夏五两，汤泡七次　天南星三两，生[1]

黑神圆（脱）

虎骨养筋丹[2]　伸屈行履艰难，骨节疼痛，膝胫枯细，血弱不能荣养经络，服之甚有神验。

虎胫骨连髓者尤佳　淫羊藿去茎，酒浸一宿　牛膝去芦，酒浸　赤箭　天麻　独活　川当归去芦，酒浸　熟干地黄洗去土　肉苁蓉酒浸，去皴皮、土　鹿茸去毛，酥炙，各二两　没药别研　乳香别研　血竭别研　麝香各一两，别研

右为细末，炼蜜为圆如梧桐子大。每服六十圆，温酒、盐汤任下。

油炒乌头圆　去风气，建脾，暖水脏。

草乌二两，水浸软，去黑皮，每个剉作两三块，晒干，拣去黑心者不用　苍术四两，剉作骰子块

右用银铫，入麻油一两，盐半两，先入乌头慢火炒微转色。次下苍术同炒，候乌头褐色，乘热入碾，以细丝罗，用白面糊圆如梧桐子大。每服二十圆，空心温酒、盐汤下。

通痹圆　治三十六种风，左瘫右痪，口眼㖞斜，半身不遂，手足顽麻，语言蹇涩，一切风疾功效如神。

川乌头生，去皮、脐　五灵脂炒，别研　川当归去芦，酒浸，焙，各三两　草乌头五两，生，去皮、尖　没药别研　木鳖子取肉，炒　地龙洗去土，各二两　白胶香一两，银器内溶过　全蝎麸炒　朱砂各半两，别研　乳香一两半，别研

---

[1] 生：此后有脱叶，此方内容不全。底本及两校本均同。据目录，此处脱"黑神圆"一方。
[2] 虎骨养筋丹：原脱方名，据目录补。

麝香二钱，别研

右为细末，滴水为圆如鸡头大，风干。每服一圆，生姜汁磨化，温酒浸服。妇人血风，当归酒磨下；小儿惊风，每圆分作三服，金银薄荷汤磨下。大人急中仆倒，磨一圆灌之即苏。

追风圆　治诸风筋骨疼，肢体痛，四肢不随。丁知县传。

草乌四两，去皮尖，冷水浸三宿　苍术二两，米泔浸一宿，去粗皮炒　麻黄去节　白芷各半两　防风去芦　川芎各一钱半　地龙一两去土

右为细末，水煮面糊为圆如梧桐子大，每服七粒，薄荷茶送下，空心临卧，日进三服。只作散子，每服一字，冷茶调服，忌热汤热物一时辰。

省风汤　治中风。姜居士传。

天南星一个七钱重者，炮，去浮皮，切片　全蝎梢二七个

右为粗末。平分两服，水二盏，生姜二十片，慢火煎至八分。别用麝香一钱细研，入前药内调拌，再重汤暖令热，细细呷服。若不省者，灌之。

又方　人有患头目眩，或游风，口眼眴动，非痰，乃风之渐也。

天南星一枚，半两重者，生用

右切片子。用水三大盏，入生姜三大片，同煎至一大盏，去滓，稍热服，不拘时候。

醒风汤　史提刑方

人参去芦　白茯苓去皮　附子生　白附子炮　白术炒　天南星汤泡七次　白芷　防风去芦　天麻　半夏汤泡七次　蝉蜕各一两　全蝎半两，去毒

右细切如小麦大，拌和。每服一钱半，或二钱，量病加减。用水一盏半，生姜三大片，大枣一枚，煎至六分，温服。

延龄汤　治诸风。

甘草一两，炙　白术二两，炒　荆芥穗三两

右为细末，茶清点服，不拘时候，每服二钱。

木香附子汤　治急中风，不语，口眼㖞斜，半身不遂，肢体瘫痪。

附子一枚七钱重者，炮，去皮、脐　南木香一两，不见火

右切片，量病势重则分作二服，轻则分作四服。每服水一盏半，生姜二十片，煎至半盏，去滓，空心食前热服。间服小续命汤一服。如急中，附子不炮。

一呷散　治卒中，昏不知人，痰气上壅，咽喉作声，喉痹缠喉，一切风痰壅塞，命在须臾者，一服立见神效。

天南星大者，半两　白僵蚕半两　全蝎七个，去毒

右生为细末。每服抄一钱，用生姜自然汁半灯盏许，调药灌之。消豁痰涎如汤沃雪，即时苏省，却随证别用药调理。

七圣散　治血风劳气，筋骨拘挛，或风痛走注。琅山显长老传。

白芷　川当归去芦　川芎　全蝎　地龙去土　麻黄去节，各一两　川乌头二两，去皮、尖，半生，半醋炙黄色

右为细末。每服半钱，加至一钱，豆淋酒调，温服。觉麻只半钱。

舒筋保安散　治左瘫右痪，筋脉拘挛，身体不随，脚腿沉重少力，行步艰难。兼治干湿脚气，经络凝滞。

干木瓜五两　萆薢　五灵脂　白僵蚕　绵黄耆　威灵仙　白芍药　牛膝　川当归　松节　乌药　乳香　天麻　防风　续断　虎骨

以上十六味各半两[1]

右用木瓜十六味药，用无灰酒一斗浸药二七日，紧封札，不令透气。候日数足，留下所浸药酒。将诸药如法晒焙令干，捣罗为末。每服三钱，用所浸药酒一大茶脚许，别以好酒一盏浸服。

驱风散　治诸风。

防风去芦　羌活　人参去芦　附子生，去皮、脐　甘草各二钱半，炙　荆芥穗　白芷　细辛　枳壳各一钱半，去穰，麸炒

右㕮咀，每服三钱，水一盏，生姜三片，煎至七分，去滓温服。

---

[1] 十六味各半两：十六味中之第一味"木瓜"其实已经有剂量，云"五两"。两校本同。

酸枣仁散 治脚气，白虎风痛彻骨髓，昼定夜发，并宜服之。蒋德□[1]传。

没药别研 酸枣仁别研 乳香各半两，别研 败龟酥炙 牛膝去芦，酒浸 桂心怀干[2]，不见火 附子生，去皮、脐 补骨脂炒 枳壳去穰，麸炒 赤芍药 羌活各三分 鹿胫骨酥或酒浸炙 地龙去土 当归去芦，酒浸

右为细末。每服二钱，温酒调下，不拘时候。夫白虎风者，是感寒暑湿之毒，因虚，将摄失理，经脉凝滞，气血不行。受此风邪，蓄于骨节之间，或在四肢，肉色不变，其疾疼痛，如虎之啮，故名白虎风也。

治风痹方诀

大凡风痹，真气昏乱，致有偏缓软弱，喎斜涎流，不随之候，切不可便服风药吐泻，因此有损，非徒无益而又害之。盖缘常人多忽事机，先有目瞤，腰瘁，脚疼，舌涩，面赤，贪食等候，并谓等闲无虑。一旦疾作昏沉，举族惊惶，止务速安，顷刻之间，药饵妄进，不知性命之存亡在须臾也。其次庸医不明此理，偶遇人家仓卒招请，计无所出，便据方书用药，或吐或利，或便用针灸，拙术既施，遂致不救。最下者，求速效，急近利，不顾害之在后也。凡如此者，未有能已人之疾若也。惟明哲之士，审观要理，万一失于卫生，遂至此疾，切不可当惊忧之际，任人妄攻，以自取毙。止用正气药，便是救性命之要策也。莫若用附子、木香，附子炮裂去皮脐二两，木香炮过二钱半，为细末，每服四钱，姜十片，水二碗，搅令温服。有热则候药冷服之。比坏正气者，盖有间矣。气正则精神渐定，数日之后，服风药未晚也。小续命汤之类并前药，勤服自可取差。风药如碧霞、金虎、灵宝之类，最不可服。初虞世论之甚详，苏沈方所用药尤合人情，今录此方以为后来之戒。

追风饼 治三十六种风，左瘫右痪，手足不随，面口喎斜，偏正头风，并皆治之。丁知县传。

---

[1]□：原为一字阙。大阪本同。北大本作"华"字，但字迹颇为可疑，有后补之嫌。
[2]怀干：是指将潮湿的药材置于怀中，用人体温度使之干燥。

防风去芦　羌活　海桐皮　威灵仙　石膏生用　抚芎各一两　细辛　苍术各一两半　草乌切，同苍术，用盐一撮，炒盐令黑　天花粉各三两　藁本　蔓荆子　萆薢　藿香叶去土　白芷各半两　官桂三钱，去粗皮不见火

右为细末，蒸饼糊和为饼子如小弹子大。每服一饼，温酒或茶清嚼下。偏正头风，薄荷茶嚼下，半饥时服。头风，食后服。

治中风

卒中风口噤不开，先用白梅擦牙后，用生川乌尖七枚碾末，用麝香水调服。候一时久，再用朱附汤。用生附子一枚，去皮、脐，砂钵内细磨一半，用新汲水一盏，煎至大沸。用朱砂飞过入末一钱，同前附子再煎，温服。次日再用桂附汤，生附子半只，去皮、脐，砂钵内细磨，用新汲水一盏煎至大沸，用桂四钱取心好者细磨，同前附子再煎微沸服，日进二服。次日再用星附汤，生附子半只，去皮、脐，砂钵内细磨，用新汲水一盏煎至大沸，用大天南星一个，炮，去皮、脐，折裂细磨，同前附子煎至大沸，通口服，日进二服。神效不可具述。

治卒中风

青州白圆子入麝香，同研碎，为末，生姜自然汁调，灌之。如牙紧，可自鼻中灌入。

治暗风　但头欲倒，服之当时便安。

猪牙皂角烧过　附子生，去皮、脐，各一钱　甘草半钱，生用

右为细末。每服半钱，米饮调服，顿醒。

治风搐口㖞

蓖麻二粒去壳，细研，入生面少许，用水调拌，稀稠得所，右㖞涂左手心，左㖞涂右手心。用净水一盏照口，如口正，便急洗去手心药。

中风服药次第法

凡觉中风，用大附子一只，生，去皮、脐，细切。水二升，生姜二十片，入麝香一字，慢火煎至一升，温服一枚。大附子分作两服。风稍定，次服南附汤。

其方如后：

大附子一只，生，去皮、脐　　大天南星一枚，生

右各细切。以水三升，生姜三十片，慢火煎至一升，去滓，分作两服。如或语言蹇涩甚者，加猪胆一枚，取汁，同煎服。

头风头痛此四字旧白字[1]

南岳草灵丹　治头风等疾。朱县丞谦之传。

草乌头二两，去皮、尖，炒　全蝎去毒　地龙去土　白僵蚕直者，炒，去丝　穿山甲炒　木鳖子去壳　乳香别研　没药别研　天仙子　五灵脂别研　斑猫去头、足、翅，炒　赤脚蜈蚣以上各半两

右为细末，米醋糊为圆如梧桐子大，朱砂、麝香为衣。每服五圆，空心食前温酒下。妇人用淡醋汤下。

附子细辛汤　治头痛连脑户，或额间与目相连，欲得热物熨者。

细辛　川芎各一两　附子半两，生，去皮、脐　麻黄二钱半，去节

右为粗末。每服五钱，姜三片，水一盏半，煎至七分，去滓服。

金花一圣散　治头风。

川乌头去皮、脐　川芎　白芷

右等分，为细末。每服一字，先用葱青三四寸，薄荷三四叶，安于盏内，同药食后点服。

茶调散　清神。

川芎一两二钱　甘草炙　香白芷　香附子去毛　防风去芦　细辛　缩砂仁各一两　薄荷叶二两

右为细末。每服一二钱，食后，茶调下。

天雄散　治诸般偏正头风。

天雄一只，去皮、脐，生姜自然汁半盏，蘸炙汁干为度，半两　钟乳粉半两　石膏三钱，火煅　雄黄别研　朱砂各一钱，别研

---

[1] 此四字旧白字：此6小字注惟内阁本有，两校本均无。后同不注。

右为细末。每服一小钱，蜡茶少许，一处同研。用猫儿薄荷煎汤，食后临卧点服。不过二服，即便止痛。

香芎散 治头风。王医师方。

香白芷　菖蒲各三分，并炒　川芎　甘草炙，各一分　川乌头炮，去皮、脐　香附子各二分，去毛

右为细末。每服二钱，水一盏，姜三片，煎至六分，食微下温服。

石膏散 治偏正头风。

石膏　赤芍药各一两　川芎三钱

右件生用，为细末。每服一钱，茶清调下，并吃三服，食后临卧。

圣饼子 治头风。

天南星汤泡七次　半夏汤泡七次　防风去芦　干姜泡洗　甘草炙　细辛　白附子生　朴硝别研　太阴石别研　川芎　白僵蚕直者，炒，去丝　陈皮去白　川乌头生，去皮、脐　薄荷叶各一两

右为细末，生姜自然汁拌和，打成饼子如钱大。每服一饼，食后细嚼，茶下。

又方

天南星炮　川芎各一两，生用　川乌头炮，去皮、脐　草乌去尖[1]，炒　白芷　荆芥穗　石膏各半两　全蝎　白僵蚕各一分，直者，去丝，微炒

右为细末。每服一钱，水一盏半，生姜五片，薄荷三叶，白梅一个，同煎六分，食前温服。

又方

雄黄　硫磺

右等分，为细末，糕糊为圆如梧桐子大。每服十圆，白梅茶汤下。

又方

天南星一两，炮，切片　蝎梢一十四个

右将南星片子入建盏内，后用生姜汁浸二指高，慢火熬干。入蝎

---

[1] 尖：此后原衍"尖"字。今据大阪本删。北大本小字补"皮"字。

梢，同为细末。每服半钱，食后临卧，沸汤调下。

治一切头风 大病后亦可服。王克明传。

川芎　川乌头炮，去皮、脐，各一两　天南星汤泡七次　甘草炙　干姜炮洗，各二两　石膏煅　防风去芦，各一分　天麻半两

右为细末，生姜自然汁打糊为圆作饼子。每服十饼，食后，荆芥茶汤嚼下。

伤寒此二字旧白字

十劝

一、头疼又身热，便是阳证，不可服热药。

伤寒传三阴三阳，共六经。内太阴病头不疼，身不热；少阴病有反发热而无头疼；其[1]阴病有头疼而无发热。故知头疼又身热即是阳证。若医者妄投热药，决然致死。

二、攻毒气不可补益。

邪气在经络中，若随证早攻之，只三四日痊安。医者妄谓先须正气，以致邪气流炽，多致杀人。

三、不思饮食，不可服脾胃药。

伤寒不思饮食，自是常事，终无饿死之理。如理中圆之类，亦不可轻服。若阳病服之，致热气增重或至不救。

四、腹痛亦有热证，不可轻服温暖药。

《难经》云：痛为实。故仲景论腹满时痛之证有曰，痛甚者加大黄。夫痛甚而反加大黄意可以见也。唯身冷厥逆腹痛者，方是阴证，须消息之。医者见其腹痛，便投热药，以致杀人。

五、自利当看阴阳证，不可例服补暖及止泻药。自利唯身不热手足温者，属太阴；身冷四逆者，属少阴、厥阴。外其余身热下利，皆是阳

---

[1] 其：底本与两校本均同。疑为"厥"之误。

证，当随证依仲景法治之。每见医者，多缘下利，便投暖药及止泻药，以致杀人。

六、胸胁痛及腹胀满，不可妄用艾灸。

常见村落间有此证，无药便用艾灸，多致毒气随火而盛，膨胀发喘致死。不知胸胁痛自属少阳，腹胀满自属太阴也。此外，惟阴证者可灸。

七、手足厥冷，当分阴阳，不可例作阴证治。有阳厥，有阴厥，医者少能分辨阳厥而投热药，杀人速于用刃。盖阳病不至于极热，不能发厥，仲景所谓热深则厥深是也。热深而更与热药，岂后有活之理？但看初得病而身热，至三四日后热气已深，大便秘，小便赤，或语言昏愦，及别有热证而反发厥者，必是阳厥也，宜急用承气汤下之。若初得病身不热，大便不秘，自引衣盖身，或下利，或小便数，不见热证而厥逆者，即是阴厥也，方可用四逆汤之类。二厥所以使人疑者，缘为脉皆沉。然阳厥脉沉而滑，阴厥脉沉而弱。又阳厥时复指爪温，阴厥常冷，此为可别也。

八、病已在里，即不可用药发汗。

伤寒证须看表里，如发热恶寒则是在表，正宜发汗；如不恶寒反恶热，即是里证。若医者一例发汗，则所出之汗不是邪气，皆是真气。邪气未除而真气先涸，死者多矣，又别有半在表半在里之证，及无表里之证，不唯终不可下，仍亦不可汗，但随证治之。

九、饮水为欲愈，不可令病人恣饮过度。

病人大渴，当与之水以消热气，故仲景以饮水为欲愈。人见此说，遂令病者纵饮，因为呕为逆，为喘咳，为下利、为肿、为悸、为水结、为小便不利者多矣。且如病人欲饮一碗，可与半碗之类，常令不足为善。

十、病初差不可过饱及劳动，食羊肉，行房事，与食诸骨汁并酒面。脾胃尚弱，饮食过饱则不能消化，恐病再来，谓之食复。病方愈气尚虚，劳动太早，病若再来，谓之劳复。伤寒不忌食羊肉，行房事者，致死无疑。

防风散 疗伤寒时气，头痛壮热，恶风，百节酸疼，肩背拘急，面赤虚烦，声重咳嗽，寒热不除，欲解利者。春夏多用之。

厚朴去皮，姜汁制　陈皮去白　甘草炙　藁本各二两　独活　防风去芦　桔梗各三两，微炒　苍术于木臼内略杵，去皮，却入布袋内打净，秤二两

右为细末。每服三钱，姜三片，枣子二个，水一大盏，煎七分，温服。沸汤点亦得。

来苏散　治伤风及阴阳二毒，伤寒。

苍术八钱，米泔浸一宿，去皮，炒　香附子四钱，去毛　甘草一钱，炙　陈皮去白　紫苏叶各二钱

右为细末。每服二钱，水一盏半，生姜三片，煎至一盏，不拘时候。如微觉伤风，感冷及头晕等，用腊茶汤调下。

至圣散　专治一切时行伤寒，不问阴阳，不拘轻重。孕妇皆可服之。

香白芷一斤，生，剉　甘草半斤

右二味焙干，为细末。每服五钱，水一盏半，枣子一枚，生姜五片，连须葱白三寸，煎至八分，热服。用衣被盖覆，约行五六里更进一服，汗出即愈。

此药乃异人传授，救人无数，可卜病凶吉。如煎得黑色，或误打翻，其病难愈。如煎得黄色，其病即愈。煎时须要至诚，无不应效。

普救散　治四时伤寒浑身发热，四肢疼痛，头重眼疼，不问阴阳二证，并皆治之。

苍术一斤，米泔浸三日，焙干　干葛半斤，切，焙　甘草四两　香白芷六两

右为粗末。每服二大钱，水一中盏，煎七分，去滓，热服。如要出汗，加连根葱白二寸同煎，并两服，滓再煎一服，不拘时候。但用砂铫煎煮，不得犯铜铁器。

普济散　治伤寒感冒，表里未分，不拘老幼皆可服之。且宣导经络，不致传遍。临川吕医家传方。

川芎　白芷　香附子去毛炒　陈皮洗净去白　青皮去瓤　升麻　干葛

芍药　甘草炙　紫苏叶

右等分，碾为粗末。每服三钱，水一盏半，生姜五片，煎至七分，不拘时候。如发热头疼，加连须葱白二寸；如胸满气痞，加枳壳少许。

伏暑 此二字旧白字

酒蒸黄连圆　治暑毒伏深无药可治者，宜服之。如伏暑发渴，神效尤妙。酒积脾疼，酒毒便血并主之。

黄连四两，去须，以无灰酒浸黄连面上约高一寸许，入银石器中重汤煮干，烂碾为细末，不见火尤妙

右捣罗为末，白面糊为圆如梧桐子大。每服三十圆，熟水下。胸膈凉不渴为验。酒积脾疼，温酒下；酒毒下血，米饮下。不拘时候。

黄龙圆　治久中积暑。每遇夏月发热，不思饮食，脏腑不调。

半夏一两，洗净，切片，米醋半盏煮干　黄连去须　甘草炙，各半两　木猪苓去皮　白茯苓各一两，去皮

右为细末，淡米醋糊为圆如梧桐子大。每服三五十圆，熟水吞下，不拘时候。

香薷汤

香薷叶洗净　甘草炙　干姜一两半，炮洗　橘红半两　赤茯苓去皮　檀香不见火　缩砂各一两　川厚朴三两，去皮姜汁制

右为细末，沸汤入盐点服。有人不肯服五苓散，恶其滑精也，乃以此代之。若作渴，宜服后药：

五倍子去内虫　甘草炙　乌梅去仁，瓦上焙干，以上各一两

右为细末，每服二钱，新汲水调服，即愈。

快脾饮　治伏暑伤脾，寒热往来。

香茸[1]　紫苏　草果去皮　厚朴去粗皮，姜制炒　青皮去穰　陈皮去

---

[1] 香茸：据《证类本草·香薷》引《本草图经》云"俗呼香茸"。

白　甘草炙　半夏汤泡七次　麦蘖炒　乌梅去核

右等分，为粗末。每服二钱，水一盏半，生姜三片，枣子二枚，煎至七分，去滓，温服。秋间去香茸，加干姜半两同煎。

冰雪饮子　解暑暑。

立冬日以糯米不计多少，净淘水浸，置北墙阴下至立春日，取以为粉，每服二钱，新汲水调下。

疟疾 此二字旧白字

双圣丹

朱砂一分，生　黄丹一两，炒

右二味用大蒜煨熟，和少蜜圆如鸡头大。每服二粒，酒磨，汤顿温，当发日五更服。合时须端午日午时，勿令鸡、犬、妇人见。

又方

滑石　硫磺

右等分，为细末，酒糊为圆如小鸡头大。每服一圆，当发日五更，用井花水下。端午日合尤佳。

冲和汤　治暑疟，寒热多痰。

甘草二钱半，炙　黄芩一钱半　柴胡去梗　人参去芦　半夏汤泡七次，各半两

右㕮咀。每服三钱，水一盏半，生姜五片，枣子二枚，煎至七分，去滓，温服。寒多加桂，热多增人参，渴加干葛。

三倍汤　治时行，湿多风少，寒甚热微，全不进食。

干姜一两，炒　草果二两，去皮　白术三两，炒

右件㕮咀。每服五钱，水一盏，生姜三片，枣子一个，煎七分，去滓，通口服。并二服滓，再煎，日进三服，大效。

人参散　治五般疟疾，服之不吐不泻。

人参一钱　陈皮全者五个　乌梅　枣子各十个　甘草五寸　生姜五块

草果七枚

右为粗末，令作五服。每服以湿纸裹，入盐少许，煨令香熟，去纸，入水一大碗于瓷器内，同煎至一大盏，去滓，当发日，空心食前温服。不发住服。

加料平胃散 治一切疟疾或日久难治者。

平胃散一贴，分为两服。每一服，用水一盏半，入红圆子二十粒，连翘圆二十粒，五苓散二钱，生姜五大片，枣子七枚，煎至七分，隔日煎下，露星月一宿，当发日五更服。

驱疟散

附子炮，去皮、脐，三钱　半夏汤泡七次　丁香各一钱

右㕮咀。生姜七片，枣子一枚，水二盏，煎至一盏，去滓，当发日五更服。

立效散 治一切疟。

白附子炮　橘红各二两

右为细末。每服一钱，米饮下。未发以前三两时辰，连进一二服。

二香饮子

每用附子一只，重一两，平分两片，半生半炮。熟磨木香水一盏，沉香水一盏，生姜十片，煎至一盏，去滓，未发前连进二服。

五兽饮子 治寒热。

人参半分　草果十枚　半夏一两，汤泡七次　橘皮去穰　甘草炙，各半两

右为粗末。每服五钱，水一盏半，生姜七片，乌梅二个，至七分，去滓温服。

姜橘饮

陈皮四两，去白　生姜二两，去皮

右为粗末。用水三碗，煎一碗，去滓，分作二服，当发日五更服。

生熟饮

厚朴二寸，一寸生，一寸炙　甘草二寸，一寸生，一寸炙　草果二枚，一枚生，一枚炮熟　生姜二两，一两生，一两煨

右㕮咀，作一服。水一大碗，好枣七枚擘破，煎至一盏，去滓，食前服。

胜疟饮

平胃散一两　藿香叶四十片　枣子十二两　槟榔一枚

右㕮咀，水一碗半，煎至一碗，临发前连并服。

又方

青皮去穰　陈皮全者去白　枣子　草果各七枚　甘草四寸，分作两片抛在地上，将覆者一片炙，余一片生用

右㕮咀，水一碗，煎七分，去滓服。将滓再煎服。

治久疟　诸药不效者，一服立愈。

五积散[1]一贴，用水一瓮。于发日隔宿，将水露至五更，大枣七枚去核，丁香七粒，同煎至六分，入无灰酒二分，再煎数沸，于未发前一时辰先食枣，乘热服之。寒热相等者，加桃、柳同煎。

---

[1] 五积散：本书未收此方。方见《和剂局方》卷2，由白芷、川芎、甘草、茯苓、当归、肉桂、芍药、半夏、陈皮、枳壳、麻黄、苍术、干姜、桔梗、厚朴15味组成。文繁不录。

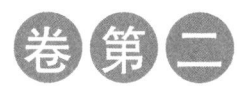

一切气[1]

神仙感应丹（脱）

搜和成剂，每两作四十剂，旋圆，姜汤下。

神仙备急丹 治脾肾气时作雷鸣，腹胁胀满，不美饮食，胸膈隘滞，秘利不时，及暴下呕逆。_{庆元府慈应大师方。}

沉香_{略炒} 木香_{湿纸裹炮} 槟榔 白姜_{炮，洗} 石菖蒲_{酒浸一宿} 朱砂_{别研} 牡蛎粉 桃仁_{去皮尖，炒，别研} 磁石_{火煅，酸醋焠七次} 阿魏_{酒化} 硫磺_{各半两，别研} 茴香_{淘去沙，炒} 缩砂仁 红豆_炒 禹余粮石_{火煅，米醋焠七次} 当归_{去芦炒} 神曲_炒 附子_{炮去皮脐，各七钱半}

右为细末，研桃仁为膏，和入酒，煮阿魏糊圆如梧桐子大。每服三十圆或四十圆，空心煎姜汤下。内磁石、禹余粮石，各别研，水飞令极细入药。

沉魏丹 治腹中积块气块等疾。

三棱_炮 蓬莪术_{炮，各一两} 青皮_{去穰} 五味子_{去枝} 肉桂_{去粗皮，不见火} 川椒_{去目及合口者，炒出汗} 茴香_{淘去沙，炒} 川楝子_{炮，去皮} 桃仁_炒 巴戟_{去心，各七钱半} 附子_{炮，去皮、脐} 胡芦巴_炒 槟榔 破故纸_炒 茱萸_{汤泡七次，炒} 木香_{不见火} 沉香_{不见火} 阿魏_{用醋浸去砂石，研作糊} 硇砂_{三钱，醋飞过} 全蝎_{各半两，去毒}

右将硇砂同阿魏打面糊为圆如梧桐子大。每服三四十圆，生姜盐汤

---

[1] 一切气：此标题后空阙半叶多。两校本同。据目录，此处缺"神仙感应丹"，只存最后一句用法。

下，不拘时候。

沉香煎圆 治下元冷惫，阳气衰弱，筋骨无力，或成下坠。小肠气痛，肾脏风毒攻注腰脚沉重，久服明耳目，壮气海。

天雄_{生，去皮，剉} 汉椒_{去目并合口者，炒出汗} 草乌头_{生，去皮、尖，剉} 附子_{生，去皮、脐，剉} 黑豆_{紧小者} 防风_{去芦，生，剉} 天麻_{生，剉} 牛膝_{去芦}

以上各二两，以无灰酒一斗同于银器内慢火煮，勿令大沸。酒尽焙干。

沉香 丁香 木香_{各不见火} 羌活 干姜_{各一两，炮洗} 肉桂_{去粗皮，不见火} 肉苁蓉_{酒浸去皱皮} 紫巴戟_{去心，各三两}

右并为细末，炼蜜为圆如梧桐子大。每服二三十圆，空心温酒下。

胜七香圆 消饮化滞。

青皮_{去穰} 香附子_{去毛，炒}

各二两为细末。陈米半升，巴豆半两去皮壳，同炒陈米黄熟为度，候冷，去巴豆不用。同前药为末，醋糊圆如梧桐子大。每服十五圆至二十圆，姜汤下。不拘时候。

小塌气圆 治一切气。

牵牛_{三两，炒} 茴香_{淘去沙，炒} 陈皮_{去白，炒，各半两}

右为细末，姜糊为圆如梧桐子大。每服一二十圆，姜汤下，不拘时候。

分气圆

木香_{湿纸煨} 檀香_{各一分} 丁香_{不见火} 姜黄 白豆蔻仁 香附子_{去毛，各半两} 缩砂仁_{一两} 甘草_{一两半，炙}

右为细末，神曲糊为圆如鸡头大，细嚼咽下。

又方

香附子_{二两，去毛} 姜黄_{一两二钱半} 缩砂仁 甘松 蓬莪术_{炮，各一两} 甘草_{一两半，炙} 陈皮_{去白} 木香_{不见火，各半两}

右为细末，糊为圆如梧桐子大。每服三十圆，食前姜汤下。

拈痛圆

附子炮，去皮、脐　川乌头炮，去皮、脐　胡椒　干姜炮，洗　高良姜炒　肉桂去粗皮，不见火　荜茇　当归去芦　吴茱萸汤泡七次，再炒

右等分为细末，酒糊为圆如梧桐子大。每服五十圆，姜盐汤下，不拘时候。

撞气圆　治一切气。

木香不见火　三棱炮　青皮去穰　胡椒　肉桂去粗皮不见火　茴香淘去沙炒　甘草炙　木瓜各一两　干姜半两炮洗　槟榔一枚，炮　阿魏一枚

右为细末，用水浸蒸饼为圆如弹子大，朱砂为衣，每服一圆，盐汤嚼下。

十香圆　治一切气注刺，心腹胀痛，痰涎壅逆，不美饮食，脏腑多泄，并宜服之。

茴香淘去沙，炒　乳香别研　沉香微炒　蓬莪术炮　木香湿纸裹煨　枳壳各一两，去穰，麸炒　肉豆蔻二两，炒　槟榔半两　吴茱萸二分，用米醋半盏浸一宿，取出炒干，只用一分　丁香三分不见火

右为细末，用阿魏一钱研开，入面为糊，圆如梧桐子大。每服三十丸，生姜汤下，不拘时候。亦可作食药服之。

朱附圆　治十膈五噎。

附子一个，七钱重者，去脐下剜一窍，入朱砂三钱在内，再将取出附子屑填满，外用饼面裹，厚两小钱许，可用巴豆七粒去壳，分作十四片贴在面上，再用白面裹，仍用湿纸裹三五重，以文武火煨令面香。取出，放冷，去面、巴豆，将附子去皮、脐，切片，焙干，为末。朱砂别研。二味和调，滴水为圆如梧桐子大。每服二十圆，空心食前，浓煎桂花汤下，日进一服。病重再服。

橘杏圆　治气涩，大肠结秘不通，亦治脚气，大便秘涩，并皆治之。

陈皮浸洗，去白焙干，三两　杏仁一两，去皮、尖，别研

右为细末，炼蜜为圆如梧桐子大。每服四十圆，米饮下，不拘时

候。此药滋大便，润脏腑，非疏导之药也。

五膈要圆 备五膈之患，膏肓针灸不及者。

甘草炙　麦门冬去心，各一两　川椒去目，炒出汗　远志去心　附子炮，去皮、脐　干姜炮，洗　人参去芦　桂心去粗皮，不见火　细辛各六分

右为细末，炼蜜圆如弹子大。每服一圆，含化，日进三服，令气势熏蒸，的有奇功。

橘皮茯苓圆 降气消痰，宽膈和胃，进美饮食，去湿，利小便。

橘皮半斤，去白，焙秤四两，为末，以生姜自然汁搜成饼子　枳实半两，炒　白茯苓二两，去皮

右为细末，面糊为圆如梧桐子大。每服五六十圆，食后温熟水下。

大温白圆 治恚怒忿郁，三焦气滞，咽嗌噎塞，胁肋膨胀，心腹疼痛，上气奔喘，翻胃吐呕，不思饮食及饮酒过度，噫酸恶心，气脉闭涩，痰饮不散，胸脾短气，痛彻背膂，霍乱吐痢，手足逆冷。

生姜二十两，去皮，切作片子　橘皮八两去白

右将姜一处碾烂晒干，入白术一两，白茯苓七钱，甘草半两炙黄，并为细末，炼蜜圆如弹子大。

每服一圆，空心沸汤嚼下。

阿魏圆 治丈夫、妇人一切气，五聚积气及奔豚肾气上冲心下，雷鸣注于两胁，久成癥癖腹胀。

阿魏一两半　当归切，米醋炒　官桂去粗皮，不见火　陈皮去白，剉，醋炒　附子炮，去皮、脐　吴茱萸米醋炒　川芎剉，醋炒　肉豆蔻炒　朱砂别研　白芷各半两　白及　延胡索醋炒　木香不见火，各三分　干姜炮洗　蓬莪术炮，各一两

右为细末。米醋半升浸阿魏一宿，用生绢滤去滓，取汁煮糊为圆如梧桐子大，朱砂为衣。每服五十圆，温酒或陈皮汤下。妇人醋汤下。

经进丁香调气汤

白豆蔻八钱　丁香七钱，不见火　缩砂仁　干姜炮，洗　木香不见火　白术各半两，炒　粉草一两半，炙　炒盐一两钱

右为细末。每服二钱，热汤点服。

经进过院汤

草豆蔻一两，用生姜五两，切片同拌，以水三升，慢火煮，水干为度，取出，焙干　白豆蔻仁　蓬莪术炮　益智仁各半两　粉草一两半　炒盐一两半

右为极细末。每服二钱，热汤点服。

经进清中汤

白茯苓去皮　人参去芦　白术炒　粉草各一两，炙　新菖蒲去皮，净秤二两，以米泔浸三伏时，去苦水，用生姜连皮七钱，切片，入盐同拌罨一宿，焙　白盐一两半

右同为极细末。每服二钱，热汤点服。

六乙汤　升降气。

香附子五两，炒，去毛　藿香叶一两，去土

右为细末。百沸汤点服，不拘时候。

正真汤　治阴阳不和，气不升降，下元虚损，上焦痰滞。

附子炮，去皮、脐　白茯苓去皮　人参去芦，一两　沉香不见火　乌药　白豆蔻　白术各半两，炒

右为细末。每服二钱，水一盏，生姜五片，煎至七分，不拘时候服。

四柱散　治伏气筑塞，小肠气、肾气、膀胱肿大、疝气等疾，并皆治之。

天台乌药好酒浸两宿　高良姜炒　青皮去穰，炒　舶上茴香炒

右等分为末。每服二钱，炒生姜童子小便调下，或炒生姜酒亦得。妇人血气甚者，煎当归酒下。不拘时候。

清气散　治脾胃虚弱，脏腑挟寒，中气不和，停痰积冷，腹内膨胀，清浊不分，肠鸣飧泄，手足厥冷，脐腹多疼，呕吐恶心，胸膈不快，多困少力，肢节怠堕。常服和脾胃，快气利膈，化宿滞，消饮食，清神养气。

丁香不见火　缩砂仁　白豆蔻仁怀干　白茯苓去皮　诃黎勒炮，取肉用

一分　人参去芦　京三棱洗,湿纸裹煨　胡椒　良姜炒,各半两　檀香　丁香各一两,不见火　木香一分,不见火　干姜炮,洗　橘红各一两半　甘草二两,炙　青皮汤泡,去穰,一分

右为细末。每服二钱,入盐少许,煎枣汤调下,或入盐沸汤点服亦得,不拘时候。

塌气散　治虚气攻冲,心胸满闷,元气冷疼,及一切气不调。

舶上茴香炮　枳壳去穰,麸炒　高良姜炒　茯苓去皮　人参去芦,各一两　干姜炮,洗　苍术米泔浸一宿,炒　甘草炙,各半两　青皮去穰　陈皮去白,各二两　丁香一分,不见火

右为细末。每服一钱,水一盏半,生姜三片,枣子一枚,同煎至七分,食前,入盐热服,或沸汤点服。

荜澄茄散　治肾痹,五聚积气,上冲满闷,气噎不通。

荜澄茄　延胡索炒　白茯苓去皮　人参去芦,各一两　蓬莪术半两,炮　附子一只七钱者,炮,去皮、脐　木香一分,湿纸炮

右为细末。每服三钱,水一盏,生姜三片,枣子一枚,煎至五分。去滓,温服,不拘时候。

沉香散　治冷气攻注心腹,胀满疼痛,吞酸膈痞,气促壅逆,不纳饮食。

沉香不见火　神曲炒　舶上茴香炒　陈皮去白,各一两　甘草炙　白术各半两,炒　干姜一分,炮,洗　草果三个,切

右为细末。每服二钱,水一盏,生姜三片,紫苏七叶,同煎至七分,去滓,入盐少许,空心食前服。中酒呕吐,入盐点,或酒调下亦得。

拈痛散　治丈夫、妇人心腹痛疼不可忍者,服之立有神效。

五灵脂别研　高良姜炒

右等分,为细末。每服三钱,水一盏,同煎至四分,却入米醋一盏,再煎至六分,乘痛时热服。

大紫苏饮　治气,通利胸膈。

大腹子　诃子炮，去核　桑白皮　厚朴去粗皮，姜制炒　人参去芦，各三分　陈皮去白　紫苏叶各一两　草果炮　五味子去枝　茯苓白者去皮　甘草炙　桔梗各半两，炒

右为粗末。每服四钱，水一盏半，生姜三片，盐一字，煎至八分，去滓温服，不拘时候。

心气二字旧白字

辰砂秘真丹

辰砂半两，研细，水飞过　代赭石火煅醋焠七次，别研　新罗参去芦　茯神去木，各一两　赤石脂煅，别研　莲子心各半两

右为细末，用糯米粽为圆如梧桐子大。每服二十圆，煎人参汤下，空心常服。

益心丹　治心气不足，梦中遗泄。

黄耆蜜炙　茯神去木　人参去芦　远志水煮去心　熟干地黄各一两，洗　北五味子二两　龙齿煅，别研　柏子仁各半两，别研

右为细末，炼蜜为圆如梧桐子大。每服三十圆，白汤下，不拘时候。

养心丹　宁心定志，升降真火，调养荣卫。

酸枣仁略炒，去皮，别研作膏　茯神去木　人参去芦　绵黄耆蜜炙　柏子仁别研，各一两　当归去芦，酒浸　熟干地黄洗　远志去心　五味子各半两　朱砂一分，研，水飞

右为细末，炼蜜为圆如梧桐子大。每服二十圆，人参汤下，食后临卧服。

补心丹　治心气不足，及妇人心血损耗，惊悸不宁。一切虚损，月事愆期，发热发寒，难晓证候，及癫邪之状，皆主治之。

真辰砂二钱半　雄黄二钱半，并别研，水飞　白附子一钱，狗牙者，炮，为末秤

右打和，用猭猪心内血为圆如绿豆大。每服三粒，临卧，人参汤下。

九仙丹 安心志，固精气。

菟丝子 水淘净，酒浸一宿，研烂成饼，焙为末　益智子 炒，不去壳　石莲子 去壳、心　北五味子 酒浸　香附子 炒，去毛　韭子 洗净，晒干，酒浸　金铃子 酒浸蒸，去皮、核，炒赤　车前子 水淘净，焙干　覆盆子 洗净，酒浸，去蒂，炒

右等分，为细末，酒糊为圆如梧桐子大。每服百圆，空心、食前温酒下。

生血丹 治血少气涩，肌肉不荣，脚膝无力，眼目多昏等疾。

鹿角胶　白茯苓 去皮　干山药 各一两半　柏子仁 别研　牡丹皮　菟丝子 洗净，酒浸三日，研烂成饼　枸杞子　五味子　人参 去芦　牛膝 去芦，酒浸三日　远志 去心，各一两　当归 去芦，酒浸　肉苁蓉 酒浸三日，各一两一分　生干地黄 洗　熟干地黄 各四两，洗

右为细末，炼蜜为圆如梧桐子大。每服四五十圆，空心食前，温酒、盐汤下。

朱砂琥珀圆

猭猪心 一枚　当归 去芦，酒浸　麦门冬 去心，各一两

三味一处，用水一碗半，慢火同煮，候猪心烂，去二药，只取猪心慢火熬干，烂研，入后药：

朱砂 别研　龙齿 别研　琥珀 各半两，别研　人参 去芦，一两　熟干地黄 洗　白茯苓 去皮，各二两　酸枣仁 三钱，炒

右为细末，和均，炼蜜为圆如梧桐子大。每服五十圆，空心温酒下。

八物定志圆

人参 去芦　远志 煮，去心　茯神 去木　酸枣仁 去皮，微炒，各一两，别研　朱砂 别研　紫石英 火煅醋淬七次，别研，水飞　石菖蒲 米泔浸一宿　乳香 各半两，别研

右为细末，煮枣肉为圆如梧桐子大。每服三十圆，枣汤或温酒下，

不拘时候。

朱附圆 治心虚，睡而汗出。

附子二两，炮，去皮、脐，蒸　酸枣仁半两，去皮，炒，别研　朱砂好者酒浸一伏时，别研　茯神去木，各一两

右为细末，枣肉为圆如梧桐子大。每服三十圆，温酒盐汤下，食前服。一方加钟乳粉一两，名朱附钟乳圆。

远志圆 治心气不宁，安魂定魄，去风涎，镇惊气。

酸枣仁炒，别研　远志去心　白附子炮　人参去芦　石菖蒲　白茯苓去皮　天南星炮　龙骨煅　麦门冬去心　天麻　半夏曲　铁粉各一两　辰砂半两，别研

右为细末，炼蜜为圆如梧桐子大，朱砂为衣。每服三十圆，温酒或人参汤下，不计时候。

补心圆 治男子、妇人、童男、室女忧愁思虑，食饱恚怒，耗伤心气，精神不守，酒后房事，百脉离经，荣卫既失调和，脏腑遂生疾病。阴阳不足，则寒热往来，气血虚耗，皮毛枯槁；心不足，则怔忪冒乱，梦寐惊惶；肾不足，则乏力失精，小便淋沥；肝不足，则目昏疲倦，四肢烦疼；肺不足，则秘利不常，痰嗽喘急；脾胃不足，则面黄腹急，饮食无味。五脏既有亏损，各有证候，难以一概陈之，故立此方生养气血，补不足，泻有余，滋润精血，养固真元。使邪气无侵，令荣卫坚守。兼治鼻衄、沙石淋，及妇人产后蓐劳，平日恶露，肌疲骨蒸，久无子息，或妊月未足，多致损堕。诸虚不足，日久淹延之疾，并皆治之。

酸枣仁炒，去壳　沉香不见火　薏苡仁炒　乳香别研　柏子仁炒　鹿茸酥炙　车前子炒　当归去芦，酒浸　五味子去枝　人参去芦　覆盆子炒　防风去芦　穿心巴戟去心　枸杞子　菟丝子淘净，酒浸，研成饼　白茯苓去皮　肉苁蓉去皱皮，酒浸　熟干地黄洗

右等分，为细末，炼蜜圆如梧桐子大。每服五十圆，莲心汤下，日进二服。盐汤、饭饮亦得。

茯神酸枣仁汤 补心气不足，治小便涩浊。

酸枣仁炒　茯神去木　人参去芦　白术炒　黄耆蜜炙　山药各一两　朱砂别研　木香不见火　远志去心，各半两

右为细末。每服二钱，白汤点服，不拘时候。

补心汤　宁心定志，升降荣卫。

人参去芦　枳实去穰，麸炒　龙齿　当归去芦，酒浸　桔梗去芦，炒　甘草炙　远志汤泡，去心　白茯苓去皮，各一两　茯神七钱，去木　黄耆一两三钱，蜜涂炙　半夏曲炙　桂心去粗皮，怀干，各一两六钱三分

右㕮咀。每服四钱，水一盏半，生姜三片，枣子二枚，煎至八分，去滓，食前服。

又方

酸枣仁二两，泡，去壳，研取一两　莲肉四两，去心　干山药　茯神去木，各一两

右为细末，却入酸枣仁一处和之。每服二钱，食前、空心，煎枣汤调下。

辰砂宁心散　治男子、妇人心血久虚，阴阳不和，忧愁思虑，睡卧不安，精神恍惚，五心烦热，骨节酸痛，面如火爁，头目昏眩，耳内蝉鸣，虚气独行，中满气隘，口无津液，状若饮酒。此药专治一切心疾，服之甚有神验。

人参去芦　白茯苓去皮，各一两半　木香不见火　白术炒　藿香叶洗去土　肉豆蔻面裹煨　酸枣仁别研　龙齿别研　白附子炮　远志去心　甘草炙　牡蛎粉各一两　辰砂别研　肉桂去粗皮，不见火，各半两

右为细末。每服二钱，水一盏，生姜三片，枣子一枚，煎七分，空心、食前、临卧温服。

金锁散　治遗精白浊，益血养气。

鹿角霜一两半　白龙骨三分，米醋浸令黄赤色　白茯苓去皮　益智仁各一两　菟丝子淘净，酒浸，研成饼　车前子洗净一分　牡蛎粉半两

右为末，每服三钱，用舶上茴香三十粒炒赤色香熟，入酒一盏，煎四五沸，放温调药服，不拘时候服。

治肾气 此三字旧白字

立神丹 治下部膀胱、疝气、小肠气等疾。

茴香二两，用斑猫二十个，去头、足、翅，同炒香熟，去斑猫十四个，留七个用　香附子四两，去毛，入盐少许，同炒

右同前斑猫七个共三味，一处为细末，用醋糊为圆如梧桐子大。每服三十圆，盐汤或温酒任下，不拘时候。

金铃子圆

金铃子二十一枚，七枚用巴豆七粒去壳同炒，去巴豆；七枚用斑猫七个去头、足、翅同炒，去斑猫；七枚用海金砂半两同炒，去海金砂　茴香淘去沙，炒　巴戟去心　补骨脂炒　川乌头炮，去皮、脐　胡芦巴炒，各一两

右为细末，醋糊为圆如梧桐子大。每服十五圆，加至二十圆或三十圆，止用温酒任下，空心、食前服。一方不用巴戟、补骨脂、葫芦巴，却用破故纸、乌药、木香各半两。

又方 消肾气，温暖下元。

金铃子取肉秤三两，炒黄　破故纸炒香　苍术米泔浸一宿，炒　茴香淘去沙，炒微黄　台椒拣去目并合口者，令净，微炒出汗　五味子酒浸一宿，炒　良姜节密者，切成片子，炒令香，以上各二两　川乌头一两半，真者，炮，去皮、脐　肉桂去粗皮，不见火　杜仲姜汁和酒浸一宿，炒断丝，各一两，先去皮　熟干地黄四两，洗

右为细末，酒煮面糊为圆如梧桐子大。每服五六十圆，食前盐酒、盐汤，任下。

又方 治小肠气，一服立愈。

牵牛子炒　青皮去瓤　良姜各一分，炒　川楝子炮，去皮　舶上茴香各半两，炒　延胡索一两，炒

右为细末，生姜自然汁煮糊圆如梧桐子大，朱砂为衣。每服三十圆，烧绵灰浸酒下，不计时候。

木香定痛圆 治小肠气。

川楝子一两，去核，用巴豆三十粒去壳，每粒作二片同炒，去巴豆不用　木香生用　茱萸米醋煮熟，炒，各半两　当归三钱，炒

右为末，米醋糊为圆如绿豆大。每服三十圆，茴香酒下，病发时服之。

五香圆 治膜外气攻筑疼痛，并痰嗽及丈夫小肠气疾。

舶上茴香一两，炒　丁香怀干　乳香别研　木香各半两，不见火　麝香一分，极好者，别研　蛤蚧一两，头尾全者，酥炙黄色　血蝎四钱，别研　沙苑蒺藜三钱，炒　黑牵牛三钱，炒

右为细末，酒糊为圆如绿豆大。每服十粒，食前麝香汤送下。

受拜茴香圆 治一切疝气。

舶上茴香童子小便浸三日，一日换一次，三日毕，滤出，炒　破故纸如前法浸　金铃子炒　杜仲姜制炒，去皮，断丝　吴茱萸汤泡七次，炒　川椒去目、合口者，用酒煮，滤出　蛇床子炒　橘核炒，拣紧小者，不要大，恐是柑核　延胡索炒各二两　南木香一两，不见火　川乌头三个大者，炮，去皮、脐　葫芦巴三两，炒

右为细末，酒糊为圆如梧桐子大。每服三十圆至四十圆，空心温酒送下，盐汤亦得。此药补肾消疝止痛，不动气，比之内消圆尤为奇特可受。古今疝气药之拜。

茱萸内消圆 治膀胱小肠疝气、木肾、偏坠等候。

川楝子八两，每个破作四块，二两用巴豆三十粒去壳，同炒焦，候巴豆黑，去巴豆不用；二两用斑猫五十个去头、足、翅同炒，候斑猫焦去斑猫不用；二两用海金沙半两同炒，候海金沙紫色，去海金沙不用；二两用黑牵牛一两同炒，连黑牵牛用　山茱萸去核　吴茱萸汤泡七次，炒　石茱萸　葫芦巴炒　破故纸炒　舶上茴香炒　乌药各一两

右为细末，水煮面糊为圆如梧桐子大，每服三十圆，空心食前，温酒盐汤送下。

全蝎圆 治小肠疝气。

全蝎四十九个，去毒，用生姜钱四十九片，于新瓦上先铺姜片，次铺全蝎，就姜钱上用文武火炙，翻转再炙燥　胡椒四十九粒　木香二钱，不见火　狼毒　当归各半两，去芦　茴香淘去沙，三钱，炒　槟榔一个

右为细末，米醋糊为圆。每服七粒，温酒下，不拘时候。

又方

茴香淘去沙，二两，半炒半生　硫磺一钱，柳木锤碎细

右为细末。每服一钱，温酒空腹调下。

蝎梢圆　治偏坠及颓气、小肠气。

全蝎黄色者为佳　延胡索炒　牡丹皮　川楝子炮，去核　当归　茴香淘去沙

右等分，同炒黄色，为末，酒糊圆如梧桐子大。每服用茴香炒盐，细嚼半钱许，以酒送下二三十粒，不拘时候。

又方　治膀胱气虚，脾肾气癖，攻注两胁急胀，奔豚，七疝，痃癖痛等疾。

蝎稍去尖，炒　茴香淘去沙炒　葫芦巴炒　益智和皮炒　破故纸炒　木香不见火　良姜炒　阿魏面煨，别研　桂心不见火，去粗皮　巴戟去心，酒洗过焙干，剉用　朱砂别研，留二钱为衣　金铃子和皮炒，各半两

右为末，酒糊圆如梧桐子大。每服三十粒，空心温酒、盐汤下。

香硇圆　治小肠气，刺满胀痛不可忍者，一服便定，神效。

乳香半两，别研　硇砂一钱，细研　好沉香二钱半，碾

右用黄蜡半两，熔化了，下药末研和，作条子，使圆如鸡头大。每服一圆，温酒吞下。只要分作一百单八圆，自有神验。

胡椒圆　治偏坠。

胡椒五十枚　斑猫二十一个，去头、足、翅　川楝子十个，炮，去核　淡豆一百粒　茴香淘去沙，半两，炒　香附子去毛，一两

右六味，却将斑猫同炒讫，去斑猫，为末，米醋圆如绿豆大。每服十五圆，热酒送下。

追痛圆　治小肠气痛不可忍。

川苦楝[1]四十个作四片，巴豆去皮四十九粒，麸半升，同炒至赤色，只用苦楝，去巴豆、麸不用　茴香一两，淘去沙，炒香

右为细末，酒煮面糊圆如梧桐子大。每服二十圆，食前温酒或盐汤下。

消肾脱钳圆　治一切下部疾痛不可忍者。

泽泻　木猪苓去黑皮　白术炒　木通去皮　青皮去瓤　青木香　陈皮去白

以上各六两为末

川楝子炮，去核　葫芦巴炒　茴香淘去沙，炒　破故纸炒

以上各十二两，各用斑猫三两，各炒香熟，并去斑猫不用。

黑牵牛一斤半，半生用，半炒熟，碾取末一斤

右件并为细末，酒糊圆如梧桐子大。每服四十圆或五十圆，先用桃仁七粒，茴香一撮，葱头三茎，同炒香熟，细嚼，温盐酒送下。

神应散　疗小肠气痛不可忍。

延胡索炒　胡椒

右等分，为细末。每服二大钱，酒、水各半盏，煎七分，食前服。

火坠散　治疝妙甚。

益智连皮炒取仁　茴香淘去沙炒　南木香生用

右等分，为细末。每服二钱，温酒调下。遇病发时服，以热到疼处为验。

沉香散　治膀胱肾气、小肠疼痛不可忍者。

沉香不见火　青皮去瓤　甘草各半两，炙　蓬术二两，炮　京三棱炮　香附子去毛　舶上茴香炒　桃仁去皮、尖，炒，别研，各一两

右八味，剉秤，慢火炒令黄色，杵为细末。每服二钱，食前，炒葱酒调下。

全蝎散　治小肠气痛极，不食下泄。

---

[1] 楝：原作"练"，据《证类本草·楝实》引《本草图经》作"苦楝"改。后同不注。

全蝎二十四个，炒　川楝子炮，去核　茴香淘去沙，炒　桃仁去皮、尖，各半两　青橘皮去穰，一分，炒

右为细末。每服二钱，水八分盏，入盐少许，葱白五寸，煎六分，食前热服。

立效散　治小肠气或疼不可忍，疾作时服，甚验。

大川楝子五个，炮，去核　青皮[1]去穰，切　舶上茴香一两，炒　木通一把长三把，到　巴豆五十枚，去壳

右件同炒令黄色，净拣去巴豆不用，将余药同为细末。再入海金砂一钱，滑石末一钱半同研。每服一钱，热酒调下，立效。

真珠散　治膀胱蕴热，风湿相乘，外肾肿胀，小便不利，寒痛。

白牵牛二两，微炒　白术炒　陈皮不去穰　木通去皮　桑白皮各半两

右为细末。每服二钱，生姜汤调下，食前、日午、临卧服。初服且进一服，未觉验再服。此药不损气，只是导利留滞。

百两金　治肾气疼痛。

破故纸炒　茴香淘去沙，炒　吴茱萸汤泡七次，炒　川楝肉生用，各一两　木香不见火　乳香别研　麝香各少许，别研

右为末。每服二钱，食前沸汤调下。

黄仙饼子　治外肾肿痛偏坠膀胱，妇人育肠痛垂死者，兼治水气。

川楝子三两，去核，到作块子，一两用斑猫四十九个，面半升，同炒焦；一两用硇砂一钱研碎，同面半升，炒焦；一两用巴豆四十九粒，麸半升，炒焦。斑猫、硇砂、巴豆、麸、面并不用，只留川楝子　黑附子一只六七钱重者，炮，去皮、脐　木香半两，不见火　破故纸一两，炒　雄黄一分，用醋煮十沸，别研　桂半两，去粗皮，取有味者，不见火　舶上茴香半两，炒

右为细末，酒糊为饼子。每服五七饼，空心，酒嚼下，日进三服。不半月即除根本，久年者亦治之。如作圆子如梧桐子大，每服十五圆至二十圆，如神效。

---

[1]青皮：原书未出剂量。两校本均同。

淋洗法 治外肾偏硬如石，停留不散，及下部诸疾。

贯众　枳壳　藁本　杜仲　藿香　蛇床子　吴茱萸　官桂各等分

右为粗末。水三五碗，药末二两许，用绢裹煎十余沸，乘热通手淋洗，以药包洗小腹毕，以衣被裹片时，不得见风，甚妙。

治肾气兜法

牡蛎，用净洗旧草鞋两只密包裹，用黄泥固济，大火煅一日，取出。如粉碾细二两，入熟艾半斤，生硫磺半两，细碾打和，每服五钱，用绢裹兜上。

疝气傅药

以火煅牡蛎粉、干姜末，水浸取清汁，调傅肿疼处。若只用干姜末，须臾如火燔不可忍。

痰饮

上清丹 治风痰头痛不可忍。

天南星大者去皮　舶上茴香炒

右等分，为细末。入盐少许在面内，用淡醋打糊为圆如梧桐子大。每服三圆，食后姜汤下。

南华丹

天南星四两，姜制　白术炒　白茯苓去皮　枳实去穰，麸炒　吴茱萸汤泡七次，炒　橘红各二两　木香半两，不见火

右为细末，以半夏六两，汤浸七次，为末，再用姜汁熟煮半夏，作糊圆如梧桐子大。每服三五十圆，食后生姜汤下。

羽泽圆 治风痰及酒后痰饮。史越王方。

天南星　半夏

右各等分，生切碎，南星用皂角水，半夏用矾水，各浸七日，取出焙干。别用白僵蚕四两剉炒，同为细末，生姜自然汁和圆如梧桐子大。每服三五十圆，食后姜汤下。

青金圆 治痰涎潮盛咳嗽，及小儿急惊风。

南硼砂黄色者半两　川甜消并别研　天南星炮　真郁金各一分　片脑别研　麝香各少许，别研

右为细末，炼蜜为圆如梧桐子大。每服一圆含化，以人参汤漱下。

平胃圆 治痰。章运使浩方。

平胃散四两　半夏姜制为末，四两

右和调。用好枣一百枚，灯草一小把，水一大碗同煮，候枣烂，去灯心，枣子去皮、核，取肉为圆如梧桐子大。每服五十圆，空心姜汤下，热水亦得。

四倍圆 化痰。

木香一两，不见火　橘红二两　白术四两，炒　半夏半斤，汤泡七次

右为细末，生姜自然汁打面糊为圆如梧桐子大。每服四五十圆，姜汤下，食后、临卧服。

消饮圆 去腹间虚热。

白术炒　半夏曲各一两　白茯苓去皮　吴茱萸汤泡七次，炒　人参去芦　枳实去穰，麸炒　神曲炒　麦蘖炒，各半两，别为末

右为细末，将神曲、麦蘖、生姜汁煮糊为圆如梧桐子大。每服二三十圆，食后姜汤下。

涤痰圆

白附子一两，炮　天南星汤泡七次　白僵蚕直者，炒去丝　滑石三两

右为细末，面糊为圆如梧桐子大。每服三四十圆，姜汤送下，不拘时候。

刷痰圆

天南星　半夏　白附子　川乌头生，去皮

以上各二两，为细末。用水浸一宿，次日去水曝干，先用皮纸于灰上摊，令稍干，然后曝，再研细。入后药：

全蝎半两　天麻一两

右为细末，入前药和，以面糊为圆如梧桐子大。每服二十圆，生姜

汤下，不拘时候。

导痰圆

天南星　半夏各四两　皂角半斤　生姜一斤

右不得犯铜铁器，用水浸高三指许，煮三遍，逐旋煮水干再添，候三遍毕，去生姜、皂角不用，只用半夏、天南星。为末，生姜自然汁为圆如梧桐子大。每服三十圆或五十圆，熟水下。

化痰消饮圆 陆仲安方

橘红一斤，用生姜一斤同捣，晒干，再用生姜一斤，又同捣，候干用　人参去芦　神曲炒　半夏汤泡七次　麦蘖炒，各二两　白茯苓四两，去皮　缩砂仁[1]

右为细末，姜汁煮薄面糊为圆如梧桐子大。每服三五十圆至六七十圆，生姜汤下，或熟水送下，不拘时候。

温白圆

天南星汤泡七次　青皮去穰　白茯苓去皮　半夏汤泡七次　陈皮去白　丁香不见火　干姜炮，洗

右等分，为细末，姜汁打面糊为圆如梧桐子大。每服三十圆，生姜汤下，不拘时候。

透膈圆　消五饮。

高良姜炒　天南星汤泡七次　缩砂仁　陈皮去白　拣丁香不见火　青木香　肉桂去粗皮，不见火

右等分，为细末，生姜自然汁煮糊圆如梧桐子大。每服三十至七十圆，食前生姜汤下。

决壅破饮圆

治脾胃冷，膈隘生痰，饮食迟化，涎沫壅塞，咽喉不利，酒后尤盛。此药大能赶逐痰饮，快气利膈。

半夏汤泡七次　桔梗炒　枳实去穰，麸炒　天南星汤泡七次　青皮去穰　麦蘖炒

---

[1]缩砂仁：原书未出剂量。两校本亦同。

右等分，为细末，姜汁煮糊为圆如梧桐子大，焙干。每服三四十圆，食后温米饮下，或生姜紫苏汤任下。

倍姜半夏圆

干姜二两,泡洗　白矾枯　半夏汤泡七次　天南星汤泡七次　橘红各一两

右为细末，面糊为圆如梧桐子大。每服三十圆，姜汤下，不拘时候。

茱枳圆　治中焦停饮癖，胸膈不快，恶心呕逆，痰气隘盛，头目旋运，不美饮食。此药能降气消饮，服之使小便流利，则痰气降也。

茯苓粉红者,四两,去皮　枳实去穰,麸炒　吴茱萸汤泡七次,各二两,炒

右为细末，姜汁煮神曲糊为圆如梧桐子大。每服三五十圆，生姜汤下，食后稍空服。

茱萸半夏圆

天南星炮　白术炒　白茯苓去皮　吴茱萸汤泡七次,炒　五味子去枝　诃子肉各一两　木香一分,不见火

右为细末，用半夏末[1]以生姜自然汁打糊为圆如梧桐子大。每服五十圆，生姜汤下，不拘时候。

橘皮茯苓圆　降气消痰，宽膈和胃，美进饮食，去湿利水。

橘皮去白,净秤四两,为末,以生姜自然汁搜成饼子,晒干　白茯苓二两,去皮　枳实半两,麸炒

右为细末，姜汁煮糊为圆如梧桐子大。每服五六十圆，温熟水下。

桔梗圆　除痰下气，治胸胁胀满，寒热呕哕，心下坚痞，短气烦闷，饮食不下。

桔梗微炒　半夏汤泡七次　枳实去穰,麸炒,各一两　陈皮二两,去白

右为细末，滴水圆如桐子大。每服五十圆，姜汤下。

半夏圆　治嗽化痰。

半夏一两,汤泡七次　白矾一钱,半枯　丁香二钱半,怀干

右为细末，用生姜汁煮糊为圆如梧桐子大。每服一十五圆至二十

---

[1] 半夏末：原书未出用量。二校本亦同。

圆，食后、临卧，姜汤送下。

天南星圆 专治酒后痰饮。

天南星五两，去脐，汤浸二三时，焙干，为细末。一半用生姜汁打糊，搜一半为圆如梧桐子大。每服四五十圆，姜汤下。

生姜橘皮圆 升降津气消饮，去痰温中散寒，快膈美食。

陈皮一斤，去白　半夏曲　藿香叶各二两　白茯苓去皮　人参去芦，各一两

右件为细末，用姜汁煮糊为圆如梧桐子大。每服三十圆，姜汤下，食后服。一方，只用陈皮一斤，生姜一斤，神曲二两。

白矾圆 治远年日近风壅痰甚，一切喘咳。

知母　贝母　款冬花　半夏汤泡七次，各半两　白矾二两，半枯

右为细末，以生姜自然汁为圆如梧桐子大。每服五十圆，萝卜子煎汤，入姜汁少许送下，临嗽时服。

半夏圆 治痰。

天南星　半夏

右各四两，为细末。生姜半斤，研细，拌作大圆子，以楮叶裹缚于草中，罨如罨面之状。候干，入橘皮、香附子四两，并为末。姜汁煮神曲糊为圆如梧桐子大，每服三四十圆，食后姜汤下。

香橘圆 降气消痰，宽中快膈。

香附子　橘皮去白　生姜

右等分，为细末，神曲糊为圆如梧桐子大。每服四五十圆，白汤送下，不拘时候。

痰嗽圆 治痰嗽，状如劳疾。

半夏四两，为末，以生姜汁调成饼子，炙　苍术去皮，三两，切片，用米泔水浸一宿，晒干，用醋炒三次　陈皮去白，姜汁制，新瓦上炒

右为细末，姜汁为圆如梧桐子大。每服四五十圆，米饮下，日进三服。

橘苓圆 治停饮气滞。

橘皮去白，秤二两　白茯苓去皮　白术炒　半夏曲　缩砂仁各一两　天

麻　藿香叶各半两，去土

右为细末，神曲糊为圆如梧桐子大。每服五七十圆，姜汤下。

丁香半夏汤　治冷气上攻，恶心呕逆，不思饮食，寒痰不止。

丁香不见火　半夏汤泡七次　干姜各半两，泡洗　香附子一两，去毛

右为剉末。每服三钱，水一盏半，生姜十片，煎至七分去滓，不拘时候。

茱萸半夏汤

吴茱萸汤泡七次，炒　半夏汤泡七次　附子生，去皮、脐　橘红各三两　木香三钱，不见火　五味子半两　甘草一分，炙

右㕮咀，为末。每服四钱，水一盏半，生姜七片，煎至七分，去滓，不拘时候热服。

豁痰汤　治痰厥。

陈皮洗，去白　赤茯苓各三钱　半夏一钱半　大附子一只，去皮、脐，生用　天南星二钱

右薄切片子。分作三服，水三大盏，生姜二两，慢火煎至六分，去滓温服，不拘时候。

钟乳生附汤　治肺虚寒，咳嗽痰壅。

钟乳粉　附子生，去皮、脐，各半两　天南星一两

右为细末。每服二钱，生姜一两，作十片，煎至七分，去滓，不拘时候服。小儿加减服之。

附子细辛汤　治寒痰咳嗽。

附子炮，去皮、脐　细辛　甘草炙，各半两　菖蒲　人参去芦，各一两　五味子二两

右为粗末。每服五钱，水二盏，煎至一盏，去滓，食前温服。煎时入姜五片。

附子升降汤陆仲安方

附子生，去皮　天南星汤泡七次　橘红　甘草炙　肉桂不见火　吴茱萸各一两半，汤泡七次，炒　白术炒　白芍药　半夏汤泡七次　白茯苓各三两，

去皮

右㕮咀。每服四钱，水一盏半，生姜五片，煎至七分，去滓，不拘时候服。

橘皮枳实汤

橘皮_{去白，炒} 枳实_{去穰，麸炒，各半两} 人参_{七钱，去芦} 半夏_{一两，汤泡七次，焙} 吴茱萸_{二两，汤泡七次，炒}

右㕮咀。每服三大钱，水一盏半，生姜十大片，枣子二个，煎七分，不拘时候，去滓温服。

平肺汤 治肺经感寒邪，痰嗽盛者。

桔梗_炒 桑白皮_炒 陈皮_{炒，各一两} 半夏_{汤泡七次} 天南星_炮 川姜_{炮洗，各二两} 人参_{一两半。去芦}

右为粗末。每服五钱，水二盏，生姜五片，煎至七分，去滓，食后服。

除饮汤

附子_{生，去皮，一两} 白附子_{二钱} 天南星_炮 白术_炒 白茯苓_{各半两，去皮}

右为粗末。每服半两，水二盏，生姜二十片，同煎至八分，去滓，空心通口服。

殊胜汤 去痰涎，进饮食。_{夏参议方。}

半夏_{七枚，切片，汤泡七次} 甘草_{一寸，剉}

右用水一盏半，生姜七片，同煎至一盏，空心稍热服。

清涎汤

半夏_{一斤，以白矾四两逐旋泡浸，冬半月，夏五日，春秋七八日，候日数足取出，以生姜自然汁煮透，以无白星为度} 缩砂_{四两} 甘草_{二两，炙} 白豆蔻_{一两} 丁香_{半两，不见火}

右为细末。每服二钱，沸汤调下。不用丁香亦得。

铁刷汤

附子_{炮，去皮、脐} 天南星_炮 半夏_{汤泡七次，各半两} 木香_{二钱半，生}

右㕮咀。每服三钱，水二盏，生姜十大片，煎至七分，去滓，食后服。一方去半夏、木香，用丁香一钱。

五圣汤 治肺虚，咳嗽上气，痰涎壅盛。

罂[1]粟壳一两，去穰、顶蒂，蜜炒　枳壳七钱，去穰，麸炒　甘草生　麻黄去节，各半两　良姜一分，炒

右㕮咀。每服四钱，水一盏，煎至四分，临卧服。

星附定晕汤 治肺经虚衰，脾脏怯弱，风邪痰饮伏留于三阳之经。气体羸弱，每遇将息失宜，或有感冒，饮食不调，则痰作呕吐，头晕，心胸痞闷，气血不和。此药消痰生胃，和正气血，宽中定晕，升降三焦，止呕快膈，进食。应是痰厥、痰实、气痰、冷痰、停痰、宿饮，甚至旋晕呕逆如屋旋倒者，但服此药必效。

大天南星一两，劈作两片，一半炮，一半生　附子　天雄各一只，并生，作两片，一半生，一半炮　川芎半生半炒　橘红半生半炒　川当归各半两，去芦　丁香四十九粒，半生，半微炒　半夏团大者三十枚，一半姜汁同研为饼子，一半白矾汤煮片时　白附子十四枚，半生半炮　蝎梢二十枚，半生半炒　甘草十寸，半生半炙

右㕮咀。每服三大钱，生姜十片，枣子一枚，水一盏半，煎至七分，去滓，不拘时候服。

刷痰汤 治留饮停痰。

半夏汤泡七次　赤茯苓去皮　紫苏叶　陈橘皮去白，各一两　白术半两，炒

右㕮咀。每服一两，水二盏，姜一分，拍碎，同煎至八分，食前顿服。

独姜汤 治痰厥不省，语音不出。

生姜自然汁约一小盏，温过服之，即时吐出痰涎，便自无事。

款气散 除痰下气，止嗽进食。

---

[1]罂：原作"樱"，据《证类本草·罂子粟》，引《图经本草》作"罂粟"改。后同不注。

白术炒　糯米各二两　半夏曲四两　人参去芦　白茯苓去皮　甘草炒,各半两

右为细末。每服二钱，水一大盏，生姜三片，枣子一枚，煎至六分，不拘时候服。

参术散　治上膈痰壅，咳嗽声微，或表中风邪，里则不消。

人参去芦　桑白皮炒,各半两　白术炒　诃子去核　白茯苓去皮　桔梗炒　甘草炙,各一两　大腹子二枚

右为细末，每服二钱，水一盏，生姜三片，枣子一枚，煎至七分，食后服。

八宝饮　治嗽。

罂粟壳去穰、蒂顶,蜜炒　橘红　款冬花　百合　桑白皮　桔梗炒　人参去芦　阿胶剉,蚌粉炒成珠

右等分，为粗末。每服三大钱，水一盏半，生姜五大片，乌梅一枚，北枣二个劈开，同煎至八分，去滓，临卧温服。

参诃饮　治虚寒痰嗽。

诃子去核　白术炒　黄耆蜜炙　白茯苓去皮　人参去芦　半夏曲各二钱半　陈皮去白　五味子各二钱　甘草炙　款冬花各一钱

右为粗末。每服三大钱，水一盏半，生姜三片，枣子一枚，煎至七分，去滓，食前服。

丁香导痰饮

半夏八两,汤泡七次　丁香不见火　附子炮,去皮、脐　甘草炙　白豆蔻各七钱半　陈橘皮去白　缩砂仁　肉桂不见火,各半两　人参去芦　干姜炮,洗,各四两

右为饮子。每服三钱，水一盏半，生姜三片，枣子个，煎至七分，去滓，不拘时候。

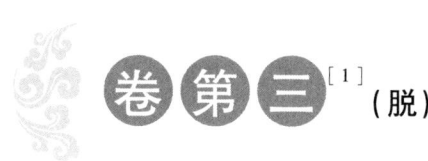(脱)

[1] 卷第三:两个校本均示存目厥文。

卷第四

补益

沉附汤 治下虚上盛，气不升降，阴阳不分，胸膈满闷，饮食不进，虚热上冲，肢体倦痛，并治之。

附子_{九钱重者，炮，去皮、脐，细切} 沉香_{细剉，不见火} 人参_{去芦}

右三味，各用二钱，和作一服。水二盏，生姜十片，同煎至八分，去滓，食前，温、冷随意服之。

鹿茸汤 补心血，治虚劳咳嗽。

鹿茸□[1]两，燖去□，□[2]炙 川芎[3] 肉苁蓉[4]_{酒浸，去皮} 当归_{去芦，浸} 生干地黄_洗 白芍药 白术_{各半两炒} 五味子_{三钱去皮}

右为粗末，每服五大钱，水二盏，煎至一盏，去滓，温服，不拘时候。

又方 益心血，治虚劳，四肢无力。

鹿茸_{二两，燖去毛，酥炙} 附子_{一两，炮去皮脐} 人参_{去芦} 黄耆_{各三分，蜜炙} 茯神_{去木} 金钗石斛_{酒浸} 当归_{去芦，各半两} 甘草_{一钱，炙} 肉桂_{一分，去粗皮，不见火}

右为㕮咀。每服四钱，水一盏半，生姜三片，煎至七分，去滓，食前服。又方加五味子。

茸附汤 治脾肾俱虚，脏腑滑泻。

鹿茸_{一两，酒炙} 附子_{二只，炮，去皮、脐} 肉豆蔻_{面裹煨} 当归_{去芦，}

---

[1] □：原为一字厥。两校本均同。据下文"鹿茸"的剂量，当为"二"字。
[2] □□：原为二字厥。两校本均同。据下文"鹿茸"的炮制方法，当为"毛酥"二字。
[3] 川芎：此后北大本脱厥六方。
[4] 蓉：原为一字厥，据大阪本补。

酒浸　白术各一分，炒

右为粗末。每服三钱，水一盏半，姜七片，枣一枚，煎至九分，去滓，食前温服。

又方　补肝肾，□[1]心血。

鹿茸去毛，切作片，酒炙　肉苁蓉去皱皮，酒浸　人参去芦　远志去心，炒黄，各一两　当归去芦，酒浸　白芍药　熟干地黄各三分，洗　肉桂去皱皮，不见火　附子炮，去皮、脐，各半两

右焙燥，为粗末。每服五钱，水一盏半，生姜五片，煎至八分，取清汁，食前空心服。

羊肉汤　治血虚，不进饮食。

精羊肉

右薄批作小片子，用水三大碗，煎至一大碗半汁，入当归、芎劳各五钱，再煮七分，去滓，食前服。

小补髓汤孙路琳传

柴茸极老者不妨，刮去毛，锯作甘蔗段，再劈作薄片子　大宿砂仁揉碎，去膜

右每服秤柴茸三钱，宿砂仁一钱，水一大碗，同煮至一盏半，去滓，取清汁一盏，放温，空心饮之，日进二服。如服此药，须屏去一切汤剂。

龙虎汤[2]　调荣卫，治虚劳寒热。

鹿茸一两，去毛，酒浸炙　附子二两，炮，去皮、脐　黄耆盐水浸炙　茯神去木　肉苁蓉酒浸，去皱皮　白术炒，各一两

右为粗末，每服叁钱，水一盏半，煎至七分，食前去滓服。

加减十全汤　调荣卫，壮力，退热，收虚汗，美饮食，悦颜色，诸虚百损皆可服之。

川芎　川当归去芦，酒浸　白芍药　熟干地黄酒浸　半夏汤泡七次，焙

---

[1] □：原为一字厥。大阪本同。北大本脱缺此方。
[2] 龙虎汤：此方六味药，大阪本缺最后一味白术。其方后注亦有很大不同，作"右五味，每服叁钱，水一大碗，同煎一盏半，去渣，取洁清者一盏，空腹温服，日二，夜一度"。北大本自"肉苁蓉"始恢复，后同底本。

秦艽去芦　人参去芦　白术炒　金钗石斛酒浸　甘草炙　鹿角胶剉,麸炒成珠　白茯苓去皮　黄耆蜜炙,各一两　肉桂去粗皮,不见火　银州柴胡去芦,各二两

右哎咀,每服三大钱,水一盏半,生姜五片,枣子一枚,入饧一块,煎七分,去滓热服,不拘时候。

补气汤　补荣卫,治虚劳咳嗽,寒热往来,四肢乏力。

鹿茸去毛,剉作段,酒浸炙　当归去芦,酒浸　白术炒,各一两　附子二只,炮,去皮、脐　北五味子去梗　黄耆盐水炙　人参去芦　金钗石斛　白茯苓去皮　山药炒,各半两

右为细末,每服二钱,水一盏半,生姜三片,枣子一枚,煎至七分,食前服。

附子降气汤

附子炮,去皮、脐　人参去芦,各一两　白茯苓二两,去皮　白术炒　木香各半两,不见火

右为细末。生姜三片,枣子一枚,水一盏半,煎七分,去滓,食前服。

黄耆散　补男子、妇人诸虚不足,应病后羸乏,微发寒热,精竭力弱,血气劳伤,痰多呕逆,不思饮食,骨节酸痛,嗽喘气急,面色浮黄者,并皆补之。

人参去芦　黄耆洗,捶破,蜜水炙香,箭簳者佳　半夏汤泡七遍,薄切旋入　白茯苓去皮　当归去芦,酒浸　麦芽炒　白术炒,各三两　白芍药四两　甘草炙　肉桂去粗皮,不见火　神曲炒,各一两

右哎咀。每服三钱,生姜五片,枣子三个,水一盏半,煎八分,去滓,食前温服。此药有神妙之功,大胜黄耆建中汤。

大附散　治真阳不足,脏气虚弱,荣卫损耗。

附子炮,去皮、脐　人参去芦　茯苓白者,去皮　白术炒　金钗石斛洗净,细剉,酒拌微炒　山药　黄耆蜜水或盐水炙　当归去芦,酒浸　川芎各一两　木香不见火　甘草炙,各半两

右为细末。每服二钱，水一盏半，生姜三片，枣子一个，煎至七分，空心食前服。虚弱人伤风，加葱白三寸；盗汗，加小麦三五十粒同煎。㕮咀亦得。

沉香归附散 治气不升降，顺三焦，快脾气。

沉香_{不见火} 白豆蔻_{各半两} 人参_{去芦} 甘草_{三钱，炙黄} 附子_{炮，去皮、脐，以黑豆相拌同蒸三次，使冷，拣去黑豆，只用附子} 当归_{去芦，洗净，各一两}

右为细末。每服二钱，水一盏，生姜三片，枣子一枚，煎七分，食前温服。

龙虎饮 治虚劳脚弱，壮筋益血。

鹿茸_{酒浸酒炙} 附子_{炮，去皮、脐，各二两} 人参_{去芦} 萆薢 金钗石斛_{酒浸} 杜仲_{去皮，剉，姜汁制炒去丝} 肉苁蓉_{酒浸，去皴皮} 木瓜 当归_{去芦，酒浸} 黄耆_{蜜水炙，各半两}

右㕮咀。每服三钱，水一盏半，生姜三片，枣子一枚，煎七分，去滓食前服。

附子鹿角煎 填精髓，补不足。

将鹿角寸截，四破之，用河水浸七日，净洗，每斤用杜仲半斤细剉，同入瓷瓶内，贮水，以文武火煮三日，水耗则添。候角软，去杜仲，将角焙干，为细末。每角四两，入附子一两，炮，去皮、脐，同为末。以所煮角胶圆如梧桐子大，每服三五十圆，空心温酒、盐汤下。

鹿茸地黄煎 益精养血，长肌肉，生津液，壮腰脚。

鹿茸_{去毛，酥炙} 肉苁蓉_{洗去沙土，切片} 熟干地黄_洗 羊脊髓_{各一两}

右以鹿茸、地黄二味为细末，以苁蓉、羊脊髓入醇酒一大盏，石器内慢火煮，候酒干，研成膏，和前药末。每服一匙，温酒化下。

补益延寿膏 当服，有痾皆愈，活血通气，养神安志，服之半月面悦泽而体润滑，不生疮疡等。

生干地黄 熟干地黄_{各四两，并洗净} 川当归_{去芦，酒浸} 防风_{去芦，各二两}

右为细末。用大藕三条，去皮节切片，研取汁一碗，同前药于银器内熬成膏子，令厚。入蜜四两，同熬成膏，却顿砂器内。每用一匙，空心或日午、临卧，以酒调服。半月见效，面色红润。如不饮酒人，入沸汤调之，亦无碍。大能去山岚瘴气。

沉附膏 治男子真气伤惫，形羸气劣，渐成劳瘵，将不救者，服之有效。

附子二只，重七钱者，慢火炮，去皮、脐，以快刀薄切如纸，平分作三服。每服别用沉香、乌药各一钱重，各用水一分于粗瓷器中磨膏子，别顿。取前附子一分，以水八分浸附子在银器内，用物画记水痕，更入水一大盏，慢火煎至所记痕处，去附子滓。却入乌沉膏子和调，再煎略沸，倾出。夏月则用冰雪浸极冷服之，冬则露一宿来日早服。此药径归丹田，滋助真气，不停留胸膈，借燥至虚弱危甚者，不过此一剂，可保无虞。将附子滓用热蒸饼和吃，或留滓焙干为末，酒糊圆如梧桐子大，服之亦得。

椒黄酒 补暖下元。

台椒 去目并合口者，炒出汗　　熟干地黄 洗

右大约各一掬，剉碎，用生绢袋盛酒浸一宿，只饮酒药，味淡则去旧药换新药。二味晒干，亦可别用。

煮鹿角胶法　须用两锅，一锅常要温汤，准用慢添

鹿角 不用自死者，不以多少，三寸许截断，去粗皮

右鹿角用河水浸七日，其水每日一易。候日足，洗净，锅内煮。每鹿角五斤，用桑白皮半斤、楮实一斤、舶上硫磺二两、朱砂二两同煮，如水尽旋添汤，及一伏时自然软。或火不相继，未甚软，再煮一时。软则放冷取出，于当风挂起便是。角霜可入药，用其汁滤去药滓，再熬却成胶矣，滴冷处坚硬为度。

服秋石法

人参 一两，去芦　　秋石 别研　　白茯苓 去皮　　干山药 去皮

右将秋石研极细，三味捣为末，拌和，枣肉为圆如梧桐子大。每服

三十圆，空心盐汤或盐酒下。阳气虚极，入苁蓉半两，酒煮如胶为圆。每料更入远志半两，去心用，通心气尤佳。

制附子调服法

凡服附子，当先制其毒。其法：用新瓦一片，置附子于上，以硬炭火四面宽围之，先用雪白盐泡汤，贮其侧，有顷药裂，去皮、脐，投盐汤内少润，复取置瓦上，既干又投汤内。如是三四次，又破作两片；又如前法三四次，又破作四片；又如前法三四次，又破作八片。又如前法三四次，其药皱裂既多，盐味透彻，药毒去尽，候冷末之。白汤点服，每服二钱，加姜汁少许，空心白汤点下亦得。盖今人多以附子作姜附汤服，每切作片子，煎之熟则去滓，其药入经络而无补于脾肾。人以脾肾为主，今所服药既为末子，不入经络，其末复留脾脏，则可以壮脾胃，进饮食。

羊肾羹 治羸瘦虚损，阳气衰弱，腰脚无力，服之令人肥健。

白羊肾一对，去脂膜，切　葱白三茎，去须，切　肉苁蓉一两，酒浸一宿，去皱皮，切　羊肺三两，切

右已上并于豉汁中煮，入五味作羹，空腹食之。

羊肾粥

羊肾一对，去脂膜，切　葱白三茎，去须，切　肉苁蓉一两，酒浸一宿，去皱皮　韭白七茎，去须，切　粳米一合

右先将羊肾及苁蓉入少酒炒后，入水二大盏半，并米煮之欲熟，次下葱白、韭白，煮作粥，入五味调和，空腹食之。

附子面

附子一只，炮令熟，去皮、尖，为细末。和面四两，一处筛过。然后复用姜汁入温汤搜和，打成棋子面，分作一服，煮熟。以鸡、羊之类为汁，唯不可用猪肉汁，面随多少食。

虚劳

山药圆 治虚劳肾脏衰弱，小便白浊，腿膝无力。

山药　菟丝子_{洗净，酒浸一宿，研成饼}　附子_{炮，去皮、脐}　韭菜子_炒　肉桂_{去粗皮，不见火}　五味子_{去枝}　牛膝_{去芦}　白茯苓_{去皮}　金钗石斛_{酒浸，各一两}　肉苁蓉_{三两，酒浸，去皱皮}　熟干地黄_{二两，洗}　白龙骨_{一两半，煅，别研}　山茱萸_{去核}　牡丹皮　车前子_{各三分}

右为细末，炼蜜和捣三二百下，圆如梧桐子大。每服三十圆，食前温酒下。

柏子仁圆　戢阳气，止盗汗，进饮食，退经络热。

柏子人　半夏曲_{各一两}　人参_{去芦}　牡蛎_{火煅醋淬}　麻黄根　白术_炒　五味子_{各一两}　麦麸_{半两，炒}

右为细末，用枣肉圆如梧桐子大。每服三四十圆，米饮下，日进二服。得效，减一服。

十八味黄耆建中汤　治男子、妇人，不问老幼，荣卫不调，五心烦热，状如劳瘵。其疾如劳，口苦舌干，不思饮食。一切虚损，并皆治之。

黄耆_{蜜炙}　熟干地黄_洗　肉桂_{去粗皮，不见火}　甘草_炙　人参_{去芦}　当归_{酒浸，去芦}　鳖甲_{米醋炙}　白茯苓_{去皮，各二两}　南木香_{不见火}　地骨皮_{去骨}　柴胡_{去苗}　秦艽_{洗净}　附子_{炮，去皮、脐}　五味子_{酒洗}　川芎　阿胶_{蚌粉炒}　半夏_{汤泡七次，各一两}　白芍药_{四两}

右㕮咀。每服二大钱，水一盏半，生姜五片，枣二枚，同煎至七分，去滓，空心服。

二十四味大建中汤　治男子、妇人体虚，寒热往来。日久未愈，不思饮食，肌肉消瘦，虚劳寒热，口燥咽干。神效，不可具述。

人参_{去芦}　白茯苓_{去皮}　桔梗_炒　柴胡_{去苗}　甘草_炙　陈橘皮_{去穰}　当归_{去芦}　秦艽_{洗净}　川芎　阿胶_{蛤粉炒}　半夏_{汤泡七次}　柏子仁　草果子　乌药_{各一两}　白芍药　黄耆_{蜜炙}　鳖甲_{米醋炙}　地黄_{熟煮}　乌梅肉　五味子_{各一钱}　槟榔_{半钱}　地骨皮_{去骨}　木香_{一钱，不见火}　肉桂_{一钱半，去粗皮，不见火}

右㕮咀，每服四钱，水一盏半，生姜三片，枣子二枚，煎至八分，去滓，不计时候服。

木香黄耆汤 治虚劳，荣卫不和，时或潮热，夜有盗汗，口干引饮，四肢无力，肌体黄瘦。

黄耆二两蜜炙　木香半两不见火　人参一两去芦　甘草半两炙　白芍药　肉桂去粗皮不见火　白茯苓去皮　牡蛎各三分　白术一两半炒　柴胡一分去苗

右㕮咀。每服二钱半，水一盏，煎至半盏，去滓温服，不拘时候。

当归黄耆汤 补诸虚不足，调荣卫，退虚热，进饮食。

黄耆蜜炙　当归去芦，各二两　熟干地黄洗　白芍药各一两半　人参去芦　牡丹皮　白茯苓去皮　白术各一两，炒　甘草炙　肉桂去皮，不见火，各半两

右㕮咀。每服四钱，水一盏半，生姜三片，枣子一枚，煎至七分，去滓，食前温服。

大补黄耆汤 调养气血。

黄耆蜜炙　防风去芦　川芎　山茱萸肉去核　当归去芦，酒浸　白术炒　肉桂去粗皮，不见火　甘草炙　人参去芦　五味子各一两　白茯苓一两半，去皮　熟干地黄二两，洗　肉苁蓉三两，酒浸

右㕮咀。每服五钱，水一盏半，生姜五片，枣子一枚，同煎至八分，去滓，空心食前温服。

参耆鳖甲散 治劳倦补虚，壮力调荣卫，进饮食。

人参去芦　黄耆蜜炙　鳖甲去裙净，酒、醋炙令黄　白术炒　当归酒浸，去芦　白茯苓去皮　甘草炙，各一两　白芍药二两　附子炮，去皮、脐，剉，生姜自然汁浸一宿，蒸两次　金钗石斛酒浸，炒　干姜炮，洗　肉桂去粗皮，不见火，各半两

右为细末。每服二钱，水一大盏，生姜三片，枣子、乌梅各一枚，煎至七分，去滓，空心、食前。温酒调下亦得。

猪骨散 治诸劳气，蒸热倦怠，腰脚酸疼，四肢困重，不美饮食，肌肤瘦悴。

秦艽洗净　柴胡去苗　前胡各一两　川乌头炮，去皮、脐，半两　藁本二

两，醋炙　芫荑去皮，一两　鳖甲洗净　甘草各半两

右用雄猪脊骨一全副，去头、尾各一节，去肉，将骨细剉，入水二大碗，瓷器中煮令水尽。除芫荑、甘草二味外，余并入猪骨中，好酒一斗同煮令酒尽。却入芫荑、甘草，同焙干，为末。每服二钱，温酒调下，空心、夜卧服。百无所忌。

无名散　大解劳倦。

天仙藤　乌药　香白芷　香附子各一两，去毛　甘草半两，炙　沉香三两，不见火

右为细末。每服二钱，水一盏，生姜三片，乌梅一枚，煎七分，食前稍热服。

苁蓉散　治虚劳伤惫，四肢羸瘦，腰膝无力，不进饮食。

肉苁蓉酒浸一宿，去皱皮　熟干地黄洗　附子炮，去皮、脐　金钗石斛酒浸　黄耆蜜炙　白茯苓去皮　牛膝去芦，各一两　人参去芦　防风去芦　白术炒　五味子去枝　肉桂各半两，去粗皮，不见火

右件㕮咀。每服四钱，水一中盏，生姜半分，枣子三枚，煎至六分，去滓，食前服。

如意散　治忧思过度，心血不足，倦乏瘦悴，或夜发寒热。

百合　黄耆蜜炙　当归去芦　茯神去木　人参去芦　五味子　甘草炙　柏子仁　白茯苓去皮

右等分，为细末。每服三钱，水一盏，生姜三片，乌梅一枚，煎七分，不拘时候服。

天仙藤散　治蒸热劳气，百骨酸痛，腰背拘急，小便赤黄，脚手沉重，胸中不快。

天仙藤　甘草炙　桔梗炒　青皮去穰，各一两　香附子　天台乌药　川白芷　陈皮去白，各二两

右为末。每服二钱，水一盏，姜三片，乌梅一个，煎至七分，时通口服。

白芍药散　治虚劳盗汗，便浊走失，血少筋痿。

白芍药　白术炒　牡蛎粉　附子炮,去皮、脐　麒麟竭　肉桂去粗皮,不见火　柏子仁　黄耆蜜炙　乌鱼骨　龙骨煅　熟干地黄

右等分，为细末。每服二钱，食前温酒调下。

人参散　治虚劳少气，四肢疼痛，心神烦热，睡卧不得，饮食减少。

人参去芦　当归去芦　甘草各半两,炙　酸枣仁　熟干地黄各一两,洗　麦门冬一两半,去心　黄耆蜜炙　白芍药　白术各三分,炒

右为粗末。每服三钱，水一中盏，生姜半钱，枣子三枚，煎至六分，去滓，不计时候温服。

大正气散　治真阳不足，脏气虚弱，荣卫损耗，头目昏暗，耳鸣重听，四肢瘦倦，胸膈痞满，面色痿黄，畏风怯冷，腹时时痛，噫气吞酸，恶心呕逆，不进饮食，心忪盗汗，阴伏下焦，足胫如冰，血气虚竭，阴阳失守，冷热相搏，四肢烦疼，或发寒热。此药大能补二脾元，平顺胃气，调和脏气。若空腹常服，令人饮食进美，血气充盛。或阴证伤寒，气虚感冷，并宜服之。

白茯苓去皮　黄耆蜜炙　陈橘皮去白　白术麸炒,各四两　川芎　甘草炙　附子炮,去皮、脐　干葛生　乌药去心　桂心去粗皮,不见火　山药炮,各二两　白姜炮,洗　红豆炒,各一两

右为细末。每服二钱，水一盏，生姜三片，枣子一枚，煎至七分，食前服。自汗，加小麦百余粒同煎。

自汗

附子大建中汤

附子一两,炮,去皮、脐　黄耆蜜炙　白术炒　甘草炙　当归去芦　熟干地黄洗　木香不见火　肉桂去粗皮,不见火　白芍药各二两

右为粗末。每服五钱，水一盏半，生姜五片，枣子一枚，煎至七分，去滓，食前温服。

耆附汤 治盗汗。

附子二钱,炮去皮脐　黄耆一钱,盐水或蜜拌炙

右为粗末,每服三钱,水一盏半,生姜三片,枣子一枚,煎至七分,去滓,食前服。

延年断汗汤

黄耆蜜炙　人参去芦　白茯苓去皮　芍药　肉桂去粗皮,不见火　甘草炙　牡蛎粉

右等分,为粗末。每服三钱,水一盏半,生姜三片,枣子一枚,乌梅一枚,煎至七分,去滓,食前温服。

断汗汤

黄耆一两,蜜炙　防风去芦　龙骨煅　麻黄用根节　白术炒　牡蛎粉各半两

右为粗末。每服三钱,水一盏半,生姜三片,枣子一枚,煎至七分,去滓,空心服。

茯神散　治虚劳,起动自汗,烦热惊悸,睡卧不得。

茯神去木　人参去芦　熟地黄洗　牡蛎粉　麦门冬去心　黄耆蜜炙　酸枣仁炒　龙骨煅,各一两　五味子　苍术米泔水浸一宿,去粗皮　甘草各半两,炒

右为粗末。每服四钱,水一中盏,生姜半分,枣子三枚,煎至七分,去滓,不拘时候温服。

治虚汗盗汗

雪白茯苓为细末,煎乌梅陈艾汤调下二钱,服之神效。

治盗汗

人参半两,去芦　黄耆蜜炙　当归去芦,各一两

右为细末。每服四钱,水一盏,入淡豉三十粒,葱头二寸,煎至七分,不拘时候服。

治盗汗

牡蛎粉　黄耆蜜炙　麻黄根

右等分，为粗末。每服四钱，水一盏，煎六分，不拘时候温服。

扑汗

牡蛎粉，入好蛤粉三分之一，用纱帛包了，扑汗处。遇干又扑，以频扑为佳。

白浊[1]

玉锁丹　治白浊。

绛矾一钱，枯　龙骨一钱，煅　茴香淘去沙，一分，炒　远志半两，心[2]，炒　黑牵牛三分，炒　牡蛎一两，童子小便浸三日，每日一换，取出，醋面裹，煨通红，别研　菟丝子一分，酒煎蒸，再用酒浸一宿，研烂成饼

右为细末，蒜煨取汁，圆如梧桐子大。每服五圆，空心，麝香酒送下。

金锁[3]丹　治下弱胞寒，小便白浊，或如米泔，或若凝脂，梦漏精滑，关锁不固，腰痛气短，并皆主之。

鹿茸去毛，酥炙　桑螵蛸炒　白茯苓去皮　益智仁　石菖蒲九节者，炒　舶上茴香拣净，炒　钟乳粉　五色龙骨煅，别研，各一两　阳起石煅　青盐各半两，并别研

右为细末，枣肉为圆如梧桐子大。每服四十圆，枣汤下，日午、临卧服。

固真丹　治肾与膀胱虚冷，真气不固，小便滑数。

韭子四两　舶上茴香炒　补骨脂炒　益智子　鹿角霜　白龙骨三两，煅，别研细如粉

右为细末，以青盐、鹿角胶各一两，同煮酒糊为圆如梧桐子大。每

---

[1] 浊：原字不规范，笔画不够，据北大本补正。
[2] 心：按本书其他方剂所载远志之炮制方法，此前疑脱"去"字。大阪本同。北大本此后有"去"，字迹与原字不同，似为后补。
[3] 锁：原作"鏁"。此为锁之异体字，无歧义，今取正字。

服五十圆，空心温酒送下。盐汤亦得。

胜金圆　治男子、妇人诸虚不足，小便白浊，妇人子宫久冷。

鹿茸燂去毛，切片，酥炙青为度　白茯苓去皮　桑螵蛸酒浸一宿，瓦上焙　龙骨煅，别研　川当归去芦，酒浸　熟干地黄洗，各一两　附子一只，八钱

右为细末。以肉苁蓉三两洗净切作片子，用酒一升煮干，研作膏，为圆如梧桐子大。每服三十圆，温酒、盐汤任下。妇人醋汤下，食后服。

秘精圆　治漏精补益。

大附子炮，去皮、脐　龙骨煅通红，别研　牛膝去芦，酒浸一宿　肉苁蓉酒浸一宿，去皱皮　巴戟去心

右等分，为细末，炼蜜为圆如梧桐子大。每服二三十圆，空心温酒、盐汤下，甚者日午再服。小便如米泔者，不过十服。

三白圆　又名素丹。治小便遗精，白浊滑数，及盗汗。

龙骨煅，别研　牡蛎粉各一两　鹿角霜二两

右为细末，滴水为圆如梧桐子大，以滑石为衣。每服十圆，加至十五圆，盐汤吞下，空心服。

缩泉圆　治丈夫小便频。史越王方。

乌药　川椒去目并合口者出汗　吴茱萸九蒸九曝　益智炒

右等分，为细末，酒煮面糊圆如梧桐子大。每服五六十圆，临卧盐汤下。

固脬圆　治小便不禁或虚寒频并。

茴香一两肉，去沙，炒　大附子半两，炮　菟丝子二两，洗净酒浸，研成饼　戎盐一分　桑螵蛸半两，炙焦

右为细末，酒煮面糊圆如梧桐子大。每服三十圆，空心米饮下。

双白圆　秘精清小便。朱叔通传。

雪白茯苓去皮　鹿角霜

右等分，为细末，酒煮面糊圆如梧桐子大。每服三五十圆，空心盐汤下。

又方

苦楮　白茯苓去心

右等分，为细末，酒煮面糊圆如梧桐子大。每服三十圆，天门冬煎汤下，不拘时候。

韭子圆

家韭子炒　巴戟去心　益智子炒　白茯苓去皮

右等分，为细末，酒煮面糊圆如梧桐子大。每服五十圆，食前温酒或米饮下。

茯苓圆　治小便白浊。

白茯苓二两，用木猪苓四两，剉，水二升同煮干。去猪苓，只用茯苓为末，以黄蜡二两溶化为圆如弹子大。空心细嚼一圆，盐汤送下。忌米醋。

固精圆　治小便精自出，多因惊而得。咸呼作膏淋，服补药过多无益，但服此药立愈。

牡蛎煅令熟，一味只作一，亦长为一段，煮甚好[1]

右以猥猪脏近腹、头处二尺洗净翻过，恐脂油太多，略去了些小。如不甚多，则不须去。亦洗令净，却翻脂在内，旋旋入牡蛎末，候满，扎定两头。慢火水煮令脏烂，以指甲揪得软为度，款款取出，莫教取破。候冷批开脏，取出药末。将脏切细，于砂盆内研成膏，和药末为圆如梧桐子大。每服四五十圆至百圆，米饮下，日进三四服。初服七八日或十余日，小便所出状如凝脂，或如败血，或如细脓条，若曲蟮粪不断，每小便时必出三五次或十数次，切莫疑惑，此是败精之出。服至半月，病势已减七八分，至月余病已瘳矣。更服至百日。永久不复发动。

茴香圆　治遗精梦漏，关锁不固。

舶上茴香炒　葫芦巴　破故纸炒　白龙骨煅，各一两　胡桃三七个，研

---

[1] 一味只作一亦长为一段煮甚好：这一句意思颇为费解。然底本与两校本均同。惟北大本在第二个"一"字后用小字补写了"寸"字。

成膏　羊石子三对，切开，盐半两擦，炙熟，研成膏

右为细末。将膏子和酒浸蒸饼搜成剂，杵熟，圆如梧桐子大。每服三五十圆，空心温酒送下。

龙骨圆　治白浊。

糯米饭晒干，四两　赤石脂炒令焦黄　龙骨煅，别研　白茯苓去皮，各二两

右为细末，醋煮面糊圆，焙干。每服五十圆，空心盐汤送下，食前服。

镇心圆　治白浊。

益智仁二两　龙骨煅，半两　牡蛎粉　茯神去木，各一两　龙齿一分

右为细末，酒煮面糊圆如梧桐子大。每服三十圆，空心盐汤下。妇人艾醋汤下。

夺命圆　治白浊。

半夏大者四十九粒，各四破之，用石薜荔一握，刬碎，同半夏炒令黄色，去石薜荔，只用半夏　莲子肉四十九个　龙骨煅，别研　白茯苓去皮　远志去心　白矾枯，各半两

右为细末，以车前草取自然汁，煮面糊为圆如梧桐子大。每服四五十圆，空心盐汤下。

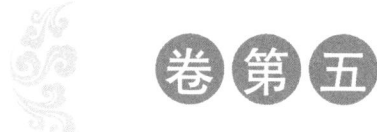

脾胃

金锁正元丹 暖养脾胃。

大附子炮，去皮、脐　白芷炒　川楝子炒　干姜炮，洗　茴香淘去沙，炒　青皮去穰　肉桂去粗皮，不见火，各一两　硫磺　牡蛎粉　石菖蒲各二两　阿魏面搜作饼子　木香炮，各半两

右为细末，将阿魏饼作糊为圆如梧桐子大。每服三十圆，食前，温酒、盐汤下。

消谷丹 去脾脏风湿，进饮食，消浮肿。

肉豆蔻面裹煨　肉桂去粗皮，不见火　皂角黄　丁香不见火　白茯苓去皮　木香不见火　诃子肉　白术麦麸炒　人参去芦　白姜炮，洗　橘红　神曲炒　厚朴姜制一宿，炒　麦蘖炒　荜茇洗净　良姜炒

右等分，为细末，炼蜜为圆如弹子大。每服一圆，姜汤嚼下。有虚寒，加附子半两，炮，去皮、脐。

卫经丹 治脾胃怯弱，久受虚寒，腰腹疼痛，泄泻无时，面无颜色，精神不爽，腰膝酸重，胸膈痞塞，呕吐恶心，痰唾稠黏。常服大壮脾胃，美进饮食。

缩砂仁　丁香不见火　荜茇各一两　厚朴姜汁制一宿，炒　白豆蔻　人参去芦　肉豆蔻面裹煨　神曲炒　半夏曲炒　附子炮，去皮、脐　荜澄茄　陈皮去穰　干姜炮，洗　白术炒，各半两　鹿茸一两，去毛，酥炙　麝香一钱，别研

右为细末，炼蜜和作剂，杵千余下，圆如梧桐子大。每服五六十圆或七十圆，米饮、盐汤任下，不拘时候。

不老圆 治脏腑虚滑久泻，健脾胃，消痰饮，进美饮食。史越王方，授先文节公。

川厚朴去皮，姜制炒　川白姜湿纸煨　肉豆蔻面裹煨　白术炒，各一两半　附子去皮、脐，切小块，姜汁淹一宿，炒　肉桂去粗皮　丁香各一两　荜茇七钱半

右为细末，神曲生姜汁煮糊为圆如梧桐子大。每服五十圆，米饮下，不拘时候。

加减理中圆 快膈，壮脾胃，消痰饮。

半夏汤泡七次　白术麦麸炒　干生姜　梓朴剉，姜制炒　附子去皮、脐，姜煮　人参去芦，各一两　荜茇　丁香各半两，不见火

右为细末，炼蜜为圆如梧桐子大。每服三四十圆，食前米饮下。

加味火轮圆 大暖脏气，固养元阳，进美饮食。

肉豆蔻面裹煨　附子炮，去皮、脐　干姜炮，洗　良姜薄切，滴少油炒　天雄炮，去皮、脐　诃子紧小者，湿纸裹煨，去核　荜茇各半两

右为细末，陈米粉煮糊为圆如梧桐子大。每服七十圆，空心饮下。

枣肉豆蔻圆 补脾虚，止泄泻。

钟乳粉四钱旋入　丁香不见火　人参去芦　肉豆蔻面裹煨　白茯苓去皮，各二两

右为细末，煮枣肉为圆如梧桐子大。每服三十圆，沸汤送下，不拘时候。

椒朴圆 壮脾暖胃。

益智子去壳，炒　台椒炒出汗　川厚朴去粗皮，姜制炒　陈皮去白　白姜炮，洗　茴香淘去沙，炒

右等分，用青盐等分，于银器内以水浸平药，用慢火煮干。焙燥，为细末，酒糊为圆如梧桐子大。每服三十圆，加至四十圆，盐汤、温酒下，空心、食前服。

又方 治脾胃虚乏，积伏冷气，饮食不消，多困羸瘦，面黄口淡，不思饮食。

梓州厚朴一十两，去皮，姜制炙　汉椒炒出汗　盐花各十两　黑附子二两，炮，去皮、脐

右以水十碗，于银石器内慢火煮，候水尽，焙干。同为末，炼蜜同糯米粉打糊为圆如梧桐子大。每服二三十圆，空心温酒下。如大便滑泄，生姜米饮下。

又方　治脾胃虚冷，不思饮食，四肢倦怠，泄泻无时，应脾虚证，并宜服之。

舶上茴香炒　陈皮去白　青盐各四两　生姜连皮　厚朴各一斤，去粗皮　大枣一百二十枚　川椒去目、合口者，净半斤，炒出汗　黑附子二两，炮，去皮、脐

右用水一斗二升，同入银石器内煮大沸后，用慢火煮令水尽。取出，焙干，为细末，酒糊圆如梧桐子大。每服四五十圆，空心米饮下。

煮朴圆陆从老方

厚朴四两，去皮，剉作寸段，用生姜四两细切，水二碗，同煮水尽，去生姜不用，将厚朴再切，焙干　附子二两，炮，去皮、脐，剉，再炒微黄　川白姜四两，甘草二两剉半寸长，水二碗，同煮水尽，去草不用　舶上茴香二两炒　半夏曲一两

右为细末，煮枣肉和圆如梧桐子大。每服三十圆，温汤米饮下。

又

吴茱萸汤泡七次　茴香淘去沙，炒　台椒炒出汗，各二两　白艾三两，炒　附子五两，生，去皮、脐　厚朴四两，去粗皮，姜制炙　良姜炒　神曲炒　胡椒　丁香不见火　肉豆蔻面裹煨　麦蘖炒，各一两半

将前十二味药用酒、醋、姜汁各二大碗煮，候干取出，焙燥，入后药：

舶上茴香炒　附子炮，去皮、脐，剉，再炒黄色，各二两　川白姜四两，用甘草二两剉半寸许，水二碗，同煮水尽，去甘草，将姜切，焙　厚朴四两，去皮，剉，用生姜四两细切，水二碗，同煮水尽，去姜不用　半夏曲一两，炒

右并为细末，煮枣肉和圆如梧桐子大。每服三五十圆，温汤米饮下。

椒附香朴圆

椒红炒出汗　附子炮,去皮、脐　苍术茅山者,米泔浸一宿　干姜炮,洗　厚朴去粗皮,剉,姜制炒　良姜各二两,炒　吴茱萸汤泡七次,炒　茴香炒　益智各一两

右为细末,神曲糊为圆如梧桐子大。每服五十圆,空心米饮下。

朴附圆

治脾胃久虚,谷肠滑泄,脐腹绞痛,肠鸣泄泻,肢体无力。李[1]学谕传。

川厚朴去粗皮,剉作骰子块　附子去皮、脐,切骰子块,各二两　大肉枣五十枚　生姜五两

已上四味,用水一大碗煮干,拣出枣子,将三味药焙干。

肉豆蔻面裹煨　诃子煨,取肉　川白姜炮,洗,各一两　人参半两,去芦

右为细末,将枣肉为圆如梧桐子大。每服五十圆,加至百圆,米饮下。

养脾圆

钟乳粉　人参去芦　白茯苓去皮　附子炮,去皮、脐　吴茱萸汤泡七次,炒　细辛　南木香不见火　枳实麸炒　肉豆蔻面裹煨　青皮去瓤　金钗石斛　白术麸炒　干姜炮,洗　麦蘖炒　神曲炒　丁香不见火　川椒去目并合口者,炒出汗　陈皮　益智仁　缩砂仁　诃子肉　槟榔　肉桂去皮,不见火　厚朴去粗皮,剉,姜制炒

右等分,为细末,炼蜜搜和杵三五百下,圆如豌豆大。每服三五十圆,空心米饮下。

又方

治脾胃虚弱,胸膈痞闷,心腹疠痛,四肢少力,腹胀肠鸣,饮食不化。

缩砂连壳用　干姜炮洗,各半斤　麦蘖炒　白术炒　藿香叶去土　人参去芦　白扁豆　厚朴去粗皮,剉,姜制炒　橘红　白茯苓去皮　神曲炒　丁香各五两,不见火　甘草七两,炙

---

[1]李:北大本同。大阪本作"季"。

右为细末，炼蜜为圆，每两分作八圆。每服一圆，细嚼，生姜汤下，空心服。

建脾圆 治丈夫、妇人脾胃虚冷，呕逆恶心，脐腹撮痛，冷痃翻胃，恶闻食气，停寒积饮，饮食不化，脏寒泄泻等疾。

厚朴去粗皮，剉，姜制炒 半夏姜制 白术炒，各一两 肉桂去皮，不见火 橘红 胡椒 姜黄 神曲炒 白茯苓去皮 丁皮 荜澄茄 木香各半两 益智仁 人参去芦，各三分 硫磺金液丹代之 温姜煨，各七钱半 附子一只九钱重者，炮，去皮、脐 丁香二钱，不见火 肉豆蔻三钱，面裹煨

右为细末，姜汁打糊为圆如梧桐子大。每服五六十圆，空心姜汤下。

又方 滋养胃气，辟雾露寒湿，进美饮食。中酒，一圆即醒。

肉豆蔻面裹煨 白豆蔻取仁 草豆蔻 红豆 缩砂仁 益智子 白附子炮 南木香不见火 沉香各一两，不见火 人参去芦 白茯苓去皮 肉桂去粗皮，不见火 橘红 干姜炮洗 甘草炙 白术各一两半，炒

右为细末，炼蜜为圆如弹子大，朱砂为衣。每服一圆，食前姜汤嚼下。

茱萸健脾圆 治脾气不和，脏腑或泄或秘，饮食入胃，频欲便利。

吴茱萸汤泡七次，炒 川厚朴去粗皮，剉，姜汁制炒，各二两 神曲炒 白术各一两半，炒 干姜半两，炮，洗 麦蘖炒 附子炮，去皮、脐，各一两 肉豆蔻一两半，面裹煨

右为细末，面糊为圆如梧桐子大。每服七八十圆，食前米饮下。

快脾圆 赵通判仲宜传

生姜六两，洗净，切片，以飞罗面四两拌和，就日中晒干 橘皮一两，去瓤 甘草炙 丁香各二两，不见火 缩砂仁三两

右为细末，炼蜜为圆如弹子大。每服一圆，食前姜汤、熟水嚼下。

补脾圆 补实脾脏，兼治大便冷滑。

赤石脂煅 干姜泡，洗 肉豆蔻面裹煨 厚朴去粗皮，剉，姜制炒 白术各一两，炒 诃子湿纸煨，去核 麦蘖炒 神曲炒 荜茇各半两，炒

右为细末，醋糊为圆如梧桐子大。每服三十圆，食前熟水下。

补胃圆 补脾胃，进饮食，去宿寒。

肉豆蔻_{面裹煨} 梓朴_{去皮，姜制炙} 缩砂仁_焙 白术_炒 乳香_{别研} 人参_{去芦} 丁香_{不见火} 干姜_{炮洗} 附子_{炮去皮脐} 胡椒_{各一两}

右为细末，以北枣八两，用生姜自然汁煮，去皮核，和药杵二三百下，圆如梧桐子大。每服五十圆，米饮下，不拘时候。

固胃圆

梓朴_{去皮，剉} 生姜_{各一斤，剉} 枣子_{半斤，去皮核}

以上三味，用水二斗，煮枣烂水干为度。

白术_{半斤} 高良姜 草豆蔻_{各三两} 甘草_炙 荜澄茄 肉桂_{去皮} 白豆蔻仁 橘皮_{去穰，各二两}

右为细末，面糊为圆如梧桐子大。每服七十圆至百圆，清米饮下或熟水亦得，不拘时候。

生气养胃圆 治脾虚冷涎，反胃，药食不纳者，极效。

大附子_{一只，炮，去皮、脐，切块，姜汁半盏煮干} 厚朴_{一两，去皮，姜制} 苍术_{一两，米泔水浸一宿，刮去皮} 陈皮_{一两，去白} 白茯苓_{一两，去皮} 甘草_{半两，炙}

右为细末，用大北枣五十枚煮熟去皮核取肉，用大蒜五枚煨熟去皮膜研烂，和枣肉搜药末，圆如小梧桐子大。每服五十圆，渐加至百圆，米饮吞下。

丁香开胃圆

白豆蔻 甘草_炙 半夏曲_{各半两} 丁香_{一两半，不见火} 肥生姜_{三斤，薄切，焙干，取三两} 人参_{三两，去芦}

右为细末，炼蜜为圆，一两作十圆。每服一圆，白汤嚼下，食前。

益胃圆 治脾气、胃气俱虚，中脘停痰，呕哕不止。

缩砂仁 川姜_{炮，洗} 陈皮_{去白} 厚朴_{去皮，剉，姜制炒} 丁香_{各二两，不见火} 白术_{四两，炒} 肉豆蔻_{一两半，面裹煨} 半夏_{二两半，汤泡七次}

右为细末，好面糊为圆如梧桐子大。每服五六十圆至百圆，空心姜汤或橘皮汤下。

温胃圆 暖胃，消痰，进食。

神曲炒　麦蘖炒　白术各一两,炒　半夏三两,汤泡七次　丁香半两,不见火　人参去芦,一分

右为细末，生姜自然汁为圆如梧桐子大。每服三四十圆，姜汤下，不拘时候。

人参大温中圆 治三焦不顺，脾胃冷，心腹疠痛，呕逆恶心，两胁刺痛，胸膈满闷，腹胀肠鸣，泄泻频并，并宜服饵。

高良姜炒　肉桂去粗皮,不见火　紫苏子　人参去芦　陈皮去白　白术各一两炒　川干姜五钱,炮,洗

右为细末，炼蜜为圆，每两作八圆。每服一二圆，食前，生姜汤嚼下。

曲蘖二姜圆 治脾胃不和，胸膈痞闷，泄泻下痢，水谷不消。

高良姜炒　干姜炮,洗,各二两　神曲炒　麦蘖炒,各三两　枳壳麸炒,去穰　肉豆蔻面裹煨,各一两

右为细末，酒糊为圆如梧桐子大。每服三四十圆，温熟水下，不拘时候。

消谷圆 进饮食，除宿滞，破痰实。常服不损气，益脾胃，散宿醒。

乌梅肉　川姜炮,洗　神曲炒　麦蘖炒,各一两　香附子去毛　官桂去粗皮,不见火　缩砂仁各三两　益智仁　紫苏叶　茯苓各二两,去皮　甘草一两半,炙

右为细末，炼蜜圆如梧桐子大。每服三五十圆，食前熟水下。

加减《千金》思食圆

乌梅肉　干生姜各一两　小麦蘖　神曲各二两,并炒　缩砂仁　甘草炙　橘红各半斤

右为细末，炼蜜为圆如弹子大。每服一二圆，米饮嚼下，不拘时候。

木香神曲圆　治胃寒一切冷气，宽利胸膈，消谷快气，进美饮食。

荜澄茄　木香各一两，不见火　草豆蔻仁　干姜炮洗　高良姜炒　神曲炒　麦蘖炒　肉桂去粗皮，不见火　陈皮去白，各四两

右件剉碎，再炒香熟，同为细末，用神曲糊为圆如绿豆大。每服四五十圆，食后姜汤下。

诃黎勒圆

吴茱萸去枝，汤泡七次　艾叶　厚朴去粗皮，姜制炙　干姜炮，洗　良姜去须，炒　白术各一两，炒　大附子二两，炮，去皮、脐，切作骰子块

右件入好肉枣三十枚，酒、米醋、生姜自然汁各一碗，煮前药干，为末。入肉豆蔻五两，诃子炮熟取皮二两，丁香半两，胡椒半两，为末。酒糊为圆如梧桐子大，每服五十圆，空心米饮下。

荜澄茄圆　治脾气虚滞，饮食难化，痰涎壅盛。

五味子去枝　木香不见火　官桂去粗皮，不见火　丁香不见火　阿魏别研　全蝎炒　茴香淘去沙，炒　青皮去穰　良姜各三分，炒　草果子取肉，炒　葫芦巴炒　白术各一两，炒　荜澄茄二两半　神曲二两，炒　甘草一分，炙　沉香半两，不见火

右为细末，酒糊为圆如梧桐子大。每服四十圆，生姜酒下，不拘时候。

苏橘大圆　治夏月多食生冷，湿气在内。

紫苏叶　陈皮去穰　干生姜　人参去芦，各一两半　白茯苓去皮　缩砂仁各一两　甘草半两，炒

右为细末，炼蜜为圆如弹子大。每服一圆，温汤嚼下，早晨服。一方，如白豆仁半两。

小建中圆　治虚中有积滞，不可服疏导之药。

胡椒　红豆去枝　白芷炒　干姜炮，洗　缩砂仁各一两　茴香一两半，淘去沙，炒　甘草炙，各一两半　阿魏三钱，别研，面裹煨，酒化开入药　益智仁二两

右为细末，面糊圆如梧桐子大。每服三十圆，生姜汤下，不拘

时候。

小姜香圆 治百物所伤，胸膈不快，不思饮食。

香附子去毛，炒　陈皮去白，炒　丁香皮　麦蘖炒　缩砂仁　神曲各半两，炒　蓬莪术炮　甘草炙，各二钱半

右为细末，水浸蒸饼和圆如小赤豆大。每服二三十圆，生姜汤下，不拘时候。

三棱圆 去积滞，快脾气。

京三棱炮　益智仁　蓬莪术炮　青皮去瓤　陈皮去白　干姜炮，洗

右等分，为末，同炒令黄色，面糊为圆如梧桐子大。每服三十圆，姜汤送下。

料物圆 治脾元怯弱，不进饮食。

荜拨　红豆去壳　台椒去目并合口者，炒出汗　白姜炮，洗　良姜炮，洗　胡椒　茴香淘去沙，炒，各半两　附子炮，去皮、脐，切片，更炒，一两

右为细末，酒糊为圆如梧桐子大。每服三五十圆，空心米饮下。

替饭圆

陈仓米三合，用丁香、肉豆蔻各半两，同炒令香熟。去丁香、豆蔻，将米碾为细末。别用炒了神曲、麦蘖为末，打糊为圆如梧桐子大。每服五六十圆，米饮下。

快膈圆 治脾胃虚弱，不美饮食，痰涎上壅，胸膈不快，及酒食所伤。

橘皮炮，去瓤，晒干，秤一斤，用生姜十两去皮洗净切片，同橘皮捣碎，晒干，再以生姜六两切片，再捣微炒，入后药　半夏曲炒　藿香去土　丁香皮各四两　厚朴去粗皮，姜制炙，三两　天南星汤泡七次　茯苓去皮，各二两

右为细末，生姜自然汁煮糊为圆如梧桐子大。每服三十圆，生姜紫苏汤下。

太仓圆 治气膈脾胃，全不进食。

白豆蔻仁　缩砂各二两　陈米一升，淘洗，略蒸过，铫内炒　丁香半两，不见火

右为细末，枣肉为圆如小赤豆大。每服五七十圆至百圆，米饮下。

术附圆 温脾暖胃，进饮食，消痰饮，实脏腑。

厚朴去粗皮，姜制炙　茯苓白者，去皮　干姜炮，洗　白术各四两，炒　半夏二两，汤泡七次

以上并剉骰子块，入大青州好枣六两，砂钵内水浸没一指许，煮水尽，取枣，去皮核，用粗布绞取肉，入后药：

附子炮，去皮、脐　甘草各一两半，炙

右七味一处，焙干为末，枣肉圆如梧桐子大。每服二十圆，空心、食前白汤下。

诃附圆 治脾胃不和，脏腑滑泄不止，诸药不效者。

诃子炮，去核　附子炮，去皮、脐　肉豆蔻面裹煨　川姜炮，洗　赤石脂煅，别研　龙骨煅，别研　厚朴去粗皮，剉，姜制炒

右等分，为末，面糊圆如梧桐子大。每服五十圆，食前米饮下。

沉香圆 调顺脾胃，补益真气，进饮食，壮节骨，治虚乏，轻脚膝。

南木香不见火　沉香不见火　舶上茴香炒　丁香不见火　南番葫芦巴炒　金钗石斛去根　补骨脂炒　巴戟去心　牛膝酒浸，去芦　青皮去瓤　川芎各一两　附子半两，炮，去皮、脐

右为细末，炼蜜圆如梧桐子大。每服三十圆，空心，温酒、饭饮任下。久服甚妙。

丁沉圆 治气逆，脾胃不和痓闷，胸胁噎塞不利，或气时上攻冲，饮食减少。

肉豆蔻面裹煨　丁香不见火　白豆蔻仁　木香不见火　缩砂仁　槟榔　麦糵炒　诃子皮　面姜　青皮去瓤　人参去芦　胡椒

右等分，为细末，炼蜜圆如弹子大。每服一圆，食前，盐汤嚼下。

已寒圆 治胃有宿寒，脏腑虚弱，泄泻频数。

吴茱萸汤泡七次　肉桂去粗皮，不见火　附子炮，去皮、脐　川乌头炮，去皮、脐　良姜炒　厚朴去粗皮，姜制炙，各一两　赤石脂煅　丁香不见火

缩砂仁炮　肉豆蔻面裹煨，各半两

右为细末，醋糊圆如梧桐子大。每服三十圆，温酒米饮下，空心、食前服。

枣肉圆　治脾胃受寒，或肠鸣泄泻，腹胁虚胀，或胸膈不快，饮食不美，兼治肾泄。肾泄者，五更溏泄是也。

破故纸四两，炒　木香一两，生用，不见火　肉豆蔻二两，面裹煨

右为细末，灯心煮淮枣，去皮核，和圆如梧桐子大。每服三五十圆，煎人参生姜汤下，食半、空服，或午食前。盐酒汤下亦得。

快圆儿　治酒后呕吐。

半夏曲炒　三棱湿纸裹煨　甘草炙，各一两　丁香三分，不见火　生姜一十二两，去皮，切片子，用青盐一两淹一宿，焙干

右为细末，酒糊和圆如鸡头大。候干，入磁器中收。每服一圆，嚼下。

谷神圆　专理脾胃，快气进食，消饮磨积。

乌梅肉　青皮去穰，虚人减半　诃子煨，去核　陈皮去穰　南木香湿纸煨香，各一两　神曲炒　麦蘖炒　干姜炮，洗，各二两

右为细末，白面糊为圆如梧桐子大。每服四五十圆，空心生姜汤下。

消食圆

半夏曲炒　白术各一两，炒　白茯苓去皮　枳实炒　吴茱萸汤泡七次，炒　神曲炒，别碾　麦蘖炒，别碾　人参去芦，各半两

右为细末，将神曲、麦蘖以生姜汁煮糊为圆如梧桐子大。每服三十圆，姜汤下。

丁豆圆　温中，固脏气。

肉豆蔻面裹煨　丁香不见火

右等分，为细末，生姜汁煮枣肉和圆如小赤豆大。每服三十圆，食前，米饮下。

青盐圆　专治脾胃。王克明传。

破故纸炒　茴香淘去沙，炒　石菖蒲　肉桂去粗皮，不见火　川椒去目、合口者，炒出汗　牡蛎煅　木香不见火　陈皮去穰　缩砂仁　当归去芦酒浸　川楝子去核，炒，各半两　厚朴去粗皮，姜制炙　鹿角霜　吴茱萸炒，各一两　桃仁去皮、尖，炒　苍术米泔浸一宿，炒，各四两　草乌头一两，盐煮　青盐四两半，炒干

　　右为细末，酒煮面糊圆如梧桐子。每服六十圆，食前盐汤下。妇人醋汤下。

木香分气圆

　　白附子炮　白豆蔻　片子姜黄炮，洗　缩砂仁各一两　木香半两，面裹煨　丁香一两半，不见火　甘草四两，炙

　　右为细末，水浸蒸饼为圆如鸡头大。每服一十圆[1]，白汤嚼下。

沉香养脾汤

治脾胃久虚，肌体羸弱，心腹胀闷，饮食迟化，口苦咽干，喜饮汤水，黄瘦自汗，潮热多惊。

　　肉豆蔻面裹煨　厚朴去粗皮，姜制炙　甘草炙　沉香各一两，不见火　人参去芦　黄耆蜜炙，各二两　诃子煨，去核　橘皮去穰　木香炮，各三分　白术三两，炙　白茯苓一两半，去皮

　　右剉，㕮咀。每服二钱半，水一盏，生姜二片，枣子一枚，煎至半盏，食前温服。

草果养脾汤

健脾化痰，开胃进食。久服无疟、痢疾。

　　草果仁　茯苓白者，去皮　缩砂仁各半两　桔梗一分　甘草一两半，炙　生姜六两，用白面四两同拌和，裹一宿，炒黄

　　右为细末。每服一钱，沸汤点下。

丁香快脾汤[2]

和脾胃，散寒痰，除积滞，进饮食，及疗酒后呕吐。

　　缩砂仁　草果子　神曲炒　甘草炙　麦蘗炒　陈皮去穰，三两　生姜一斤　丁香一分，不见火

---

[1] 一十圆：两校本均同。此鸡头，大至指芡实子。
[2] 丁香快脾汤：此方前五味药，原书未出剂量。两校本均同。

右为细末。每服二钱，水一盏，枣子一枚，煎至七分，去滓热服，或沸汤点服亦得，不拘时候。

附子燥脾汤 温脾胃，散冷气，利胸膈，进饮食，止呕化痰。

川厚朴去粗皮，姜制炙　半夏汤泡七次　草果子去皮，炒　附子炮，去皮、脐，各二两　陈皮去瓤　白姜炮，洗　甘草炙，各半两

右㕮咀。每服四钱，水一盏半，生姜七片，枣子二枚，煎至七分，去滓，食前服。

清脾汤 服之永无疟疾之疾。

草果仁炒　厚朴去粗皮，姜制炙　川姜炮，洗　甘草炙，各一两　陈皮去瓤　木香煨，各半两　麦蘖炒　神曲炒，各二两　舶上茴香三分，炒

右为细末，食后，入盐沸汤点服。

醒脾汤 朱叔通传

天南星炮　藿香叶去土　附子生，去皮、脐　冬瓜子

右等分，㕮咀。每服三钱，水一盏半，生姜十片，枣子一枚，煎至七分，去滓，不拘时候。

藿香养胃汤

白茯苓去皮　神曲炒　荜澄茄　缩砂仁　薏苡仁炒　半夏汤泡七次　藿香叶去土　人参去芦　天台乌药剉，炒香　白术各半两，炒　甘草三两半，炙

右㕮咀。每服二大钱，水一大盏，生姜五片，枣子二枚，煎至七分，去滓温服，不拘时候。

加减四君子汤 宽胸膈，消食。

人参去芦　白术炒　茯苓白者去皮，各一两　枳壳半两，去瓤，麸炒黄

右为细末。每服二钱，水一盏，生姜三片，枣子一枚，煎至七分，去滓温服，不拘时候。

大固肠汤 补脾元，温肠胃，养脏气，进饮食。

肉豆蔻面裹煨　丁香不见火　缩砂仁　附子炮，去皮、脐　藿香叶去土　肉桂去粗皮，不见火　草果仁各半两　厚朴去粗皮，姜制炙　荆南茴香各一两

川姜三分，炮，洗　诃黎勒皮湿纸煨　甘草炙，各一两

右除肉桂、丁香外，十味一处炒令香熟，入二药，同为细末。每服二钱，入盐少许，食前沸汤调服。

胃爱汤

白豆蔻　丁香不见火　白扁豆炒　木香不见火　藿香叶去土　神曲炒　麦蘖炒　人参去芦　白术炒　茯苓白者去皮

右等分，为细末。每服二钱，水一中盏，生姜七片，枣子一枚，煎至七分，去滓，食前温服。

三和汤

肉豆蔻面裹煨　人参去芦　草豆蔻仁　白茯苓去皮　白豆蔻仁各六两　甘草二十两　青州枣肉三斤　陈皮二斤，去白　苍术二斤，去皮，剉，米泔浸一宿　厚朴三斤三两，去皮，姜汁制炙

右为细末。空心，入盐沸汤调下二钱。

十正汤

养脾胃，进饮食，治气短，四肢怠倦。

白豆蔻仁　附子炮，去皮、脐　陈橘皮去瓤　丁香不见火　白茯苓去皮　干姜炮，洗　人参去芦　白术炒　肉豆蔻面裹煨　藿香叶去土

右等分，㕮咀。每服五钱，水二盏，生姜五片，枣子二枚，煎至一盏，去滓温服，不拘时候。

饭虎汤

治脾虚，不思饮食。

草果仁　人参去芦　甘草炙　白豆蔻仁微炒，各一两　高良姜炮　干姜炮，各半两　陈皮七钱，炒

右为细末。入盐沸汤调下，食前服二钱。

豆蔻汤

治脾胃虚弱，不思饮食，吐逆满闷，胸膈不利，心腹刺痛。

草豆蔻仁八两　生姜一斤，连皮切片　甘草四两，剉

右和，入银器内用水浸过三指许，慢火熬干，取出焙干，为末。每服一钱，沸汤点服。夏月煎作冷汤服，亦妙。

壮脾汤

治脾胃虚弱，脏腑泄泻，胸膈停寒，不喜饮食。

附子一两，炮，去皮、脐　白术半两，炒　人参二钱半　干姜半两　缩砂仁二钱　肉豆蔻面裹煨，二钱　丁香二钱　厚朴生姜汁制一宿，炒，半两

右㕮咀。每服三钱，水一盏半，生姜五片，枣子一枚，煎至七分，去滓，食前服。

雄附汤　健脾温中，治脏腑虚寒泄泻。

天雄二只，炮，去皮、脐　附子四只，八钱重者，炮，去皮、脐　绵黄耆蜜炙　新罗参去芦　白术炒　白茯苓去皮　白芍药各二两　肉豆蔻面裹煨　木香炮　丁香不见火，各一两　川白姜四两，泡洗　甘草炙　沉香不见火　诃子去核，各半两

右㕮咀。每服三钱，水一盏半，入鹿角霜、乳香各少许，生姜五片，枣子二枚，同煎至一小盏，空心服之。并滓再煎。常服不须入乳香、鹿角霜。如脏腑坚固，不必用诃子亦得。

獬豸汤

良姜黄土煮　白术各二两，炒　甘草炙　缩砂仁　红豆各一两　胡椒半两

右为细末。每服一钱，入盐沸汤点服，食前。

钟乳健脾散　去一切冷气。治脾胃久虚，胸膈痞塞，中脘气滞，腹胀虚鸣，上气喘急，心腹绕痛，宿食不化，留饮停积，痰逆呕吐，噫气不通，不进饮食，面黄肌瘦，四肢怠堕。及治膈气噎塞，霍乱吐泻。

成炼钟乳粉　人参去芦，各二两　肉豆蔻面裹煨　诃子煨，去核　高良姜　厚朴去粗皮，姜制炒　白茯苓去皮　甘草炙　陈皮去白　神曲炒　草果仁　麦芽炒，各一两　干姜一两半，炮，洗

右为细末。每服二钱，水一盏，生姜三片，枣一枚，盐一捻，同煎至七分，通口服，不拘时候。

增损平胃散

苍术米泔浸一宿，刮去皮净，剉，日干或焙　厚朴去粗皮，剉，生姜一两研汁淹一宿，炒，再焙　陈皮去白，剉，炒，各一两　干姜洗，剉，炒　黄耆软者，剉，盐水拌湿　甘草劈作二片，炙黄　白茯苓剉，盏盛，饭上蒸一饭时，焙干或日

干亦可，各半两

右为细末。每服二钱，食前沸汤点服。加人参半两或二钱半去芦，同茯苓制，尤佳。

生气散

白豆蔻仁　神曲炒　肉豆蔻面裹煨　麦芽炒　草豆蔻仁　白术炒　缩砂仁　丁香不见火　南木香湿纸裹煨　人参去芦　诃子炮,去核　白茯苓去皮　甘草炒

右等分，为细末。每服二钱，入盐少许，沸汤点服，不拘时候。

厚朴豆蔻散　治脾胃不足，饮食生冷伤动所致，当补脾养胃。

厚朴去粗皮,剉,姜制炒　干姜炮洗　草果仁　肉豆蔻面裹煨　良姜各七钱半,炒　人参紧实者,去芦　缩砂仁各半两　白术一两半,麸炒　丁香三钱半,不见火　藿香叶七钱,去土　木香三分半,湿纸煨

右为细末，每服三钱，水一盏，肥枣二枚，煎至七分，温服，不拘时候。

人参藿香散　和气利膈，进食化痰。

半夏曲　白术各一两,炒　白茯苓去皮　藿香各三分,去土　橘红　甘草炙　人参去芦,各半两

右㕮咀。每服四钱，水一盏半，生姜七片，枣子一枚，煎至七分，去滓温服，不拘时候。

沉香金粟散　温中和气，调养心脾，进食止痢。

沉香穰[1]干　干木瓜　人参去芦　诃子炮,去核　肉桂去粗皮,不见火　半夏红曲炒　木香湿纸煨　丁香不见火　槟榔　川芎　乌药　陈皮去白　当归去芦　白姜炮,洗　白芷炒　甘草炙　桔梗炒　良姜　远志去心　白扁豆炒　缩砂仁　龙骨煅,各一两　白茯苓去皮　附子炮,去皮、脐　藿香叶去土　莲子肉去心　罂粟子炒　川厚朴去粗皮,姜制炒　肉豆蔻面裹煨,各一两

---

[1] 穰：疑为"怀"之误。大阪本同。北大本作"煨"，又另有后注"怀"字。

右为细末。每服三钱,水一盏二分,生姜五片,枣子二枚,同煎至八分,和滓,空心温服。

四和丁香散 治年高脾胃不和,饮食不化,频频洞泄,四肢无力,行步艰辛。常服,壮气固肠胃,生津液止泻。

肉豆蔻一两,分作四分,一分入陈米炒过,去米不用;一分入丁香二钱,粳米一合炒裂,去米;一分面煨,去面;一分生用　甘草三两,半蜜炙,半生用　沉香二钱生用,不见火　干姜二两,炮

右为细末。每服二钱,食前米饮调下。或地榆、诃子煎汤调下亦得。

人参丁香煮散 治脾胃久虚,翻胃吐逆。

人参去芦　丁香不见火　高良姜炒　红豆去壳,炒　官桂去粗皮,不见火　厚朴去粗皮,姜制炒　干姜炮,洗　青皮去瓤　附子炮,去皮、脐　胡椒各二两　甘草一两半,炒

右为粗末。每服半两,水三盏,生姜五片,肥枣五枚,煎至八分,去滓,食前热服。

正气煮散 调气不和,五脏停滞,不美饮食,伤寒岚毒,诸般泻痢。常服令人气爽,饮食易消,积滞皆化。凡有病,先投此药,病后投此调气,尤佳。

青州枣　厚朴去粗皮,姜汁浸一宿,炒　甘草各一斤　陈皮去白　干姜各六两

右将厚朴、生姜同捣,盛瓷器中将干姜为粗末,糁厚朴上淹一宿。次日,先将淹厚朴同陈皮入锅内,水煮干。次将枣子、甘草入锅内,将煮药抄在上,再入水,煮干。晒燥,再焙,为细末。每服二钱,水一盏,煎至七分,温服。入盐沸汤调下,亦得。空心、食前,常服。

草豆蔻散 治脾胃气不和,霍乱不止,酒食所伤。兼疗脾泄,能和一切冷气。

厚朴去粗皮,用生姜三两取汁浸,炙,候汁尽为度　陈皮去白,炒,各二两　草豆蔻不去皮　干姜炮,洗　白术炒　诃子炮,去皮、核,各一两　甘草三两,炙　五味子三分

右为细末。每服二钱,水一盏,煎服。霍乱,冷饮下。若伤酒,以酒调下。脾痛不可忍者,炒生姜酒下三钱。

木香煮散 治脾元不和,不思饮食,心胸痞闷,口淡无味,调顺中焦,兼解伤寒。

白茯苓去皮　人参去芦　厚朴去粗皮,入生姜一分同杵,炒令干　木香不见火　半夏麸炒　白术各一分,炒　枳实麸炒　官桂去粗皮,不见火　干姜炮,洗　甘草炙,各半两　陈皮一两,去白　槟榔一个好者　草豆蔻二个　诃子五个,煨,去核

右㕮咀。每服一大钱,水一盏,煎至七分,去滓热服,不拘时候。

双枣散 治脾虚,退脾经邪热及疟疾。

甘草炙　麦芽炒　白姜炮,洗,各四两　锡[1]糟二斤四两,炒　橘皮六两,炒　香附子一斤,去毛

右为细末。每服二钱,水一盏,生姜三片,乌梅、枣子各二枚,煎至七分,和滓,不拘时候服。

沉香散 通关膈气,小便不利。

郁李仁汤泡,去皮,别研　人参去芦　沉香不见火　木香不见火　青皮去瓤　陈皮去白,各一两　草豆蔻　干姜炮,洗　槟榔　肉桂去粗皮,不见火　甘草各半两,炙

右为细末。每服一大钱,水一盏,煎至七分,温服,不拘时候。

五香散 治男子、妇人一切气痛。

乌药一两　益智仁半两　香附子去毛,一两半　苍术米泔浸一宿,半两　青橘皮半两,去瓤　陈橘皮半两,去白　甘草三钱,炙

右先用前五味同炒香熟,次入陈皮、甘草炒赤色,并为细末。每服二钱,水一盏,生姜三片,白艾三叶,煎至七分,食前服。

姜附散 专治脾虚胃寒。

每用生附子七钱,生姜一斤肥者取自然汁,同附子入砂器内,慢火

---

[1]锡:两校本同。疑为"饧"字形误。

煮，候附子化为糊。须不住用匙搅动，恐焦。直至姜汁煮耗尽约七分，取出，挑入银器内，四面摊开，顿重汤上。时复搅转重摊过，候药九分干，可以捻不粘手，尽取出。捻成小饼子，顿在筛子内，或晒，或焙干，碾为细末。再入胡椒、丁香末各半两，空心米饮调下。丁香不见火，须候附子为末了方可入。

橘红散 调中养气，温胃进食。

陈橘皮_{去白} 甘草_{炙，各四两} 茴香_{淘去沙，炒} 姜黄 白芷_{各一两}

右为细末。每服二钱，入盐少许，食前沸汤调下。

清膈散 治脾家疳[1]热，令人口甘。

麦门冬_{去心} 沙参 人参 金钗石斛_{各一两，去须} 草龙胆 柴胡_{去根} 陈皮_{去白} 黄连_{去须} 木通_{各半两}

右为末。每服二钱，水一盏，煎至七分，去滓，食前温服，日进二服。

清脾饮子 治脾气久虚，中脘气膈，三焦不和，饮食不进，津液内燥，遂致脾气不清，头目重痛，手足心热，羸瘦肌黄，胃气既亏，中脘生痰，不美饮食，并宜服之。

紫苏叶_{一两去土} 草果_炮 厚朴_{去粗皮，姜制炙} 人参_{去芦} 桑白皮_{各三分} 香附子_{去毛，炒} 大腹皮_{酒洗炒，各一分} 甘草_炙 诃子皮_{炒，各半两}

右㕮咀，每服三大钱，水一盏半，生姜四片，枣子一枚，煎至七分，取清汁，食前服。

三豆蔻饮子 治脾胃受冷过多，胸膈痞闷，气不舒畅，饮食之后胸间噎塞，吸吸气短，全不思食，面无颜色，日渐气弱，遂成瘦怯。庸医不识此疾，往往作鬲气治之，投药愈多，疾愈不效。殊不知只是因脾胃间受冷过甚，遂致饮食减少，日渐气弱形瘦。若服此药，不过三四服，即便见效。至数服，自然美进饮食，气自调畅。则前日所苦痞闷气短，形瘦乏力，应是脾胃之疾，并皆愈矣。如无脾疾，每遇天寒阴晦最宜服之。

肉豆蔻_{一两，剉} 白豆蔻_{一两，剉} 草豆蔻_{二两，剉，只是草果子} 甘草

---

[1] 疳：原作"疽"。两校本均同，据文义改。

一两半，剉　生姜七两

右先以生姜二两，研烂，入前药拌和，盦一时许，打开；再以姜二两研烂如前，以前药拌和，盦一时，再打开；再用生姜三两研烂，入前药拌和，趁湿捻成团如鸡子大，焙干。每服一圆，旋打散，用水一大盏半，煎至一盏，入盐一捻，更煎一二沸，约至八九分，热服。并二服滓，再煎服，不拘时候。

快中饮子

草果仁煨　人参去芦　白术炒　半夏曲炒　乌梅肉　缩砂仁　附子炮、去皮、脐　甘草炙

右等分，㕮咀。每服四钱，水一盏半，生姜五片，枣子二枚，煎至七分，食前去滓服。

翻胃

附子散

附子一只极大者，坐于瓦上，四面着火，渐渐逼热，焠入生姜自然汁中，再用火逼，再焠，约耗姜汁半碗，焙干，为末。每服二钱，水一盏，粟米少许，同煎至七分，不过三服。

顺胃散　治翻胃。

用大附子一枚，生姜半斤肥嫩者，以新布揩去土，切片，烂研，取自然汁半盏，并不得犯生水。却以半斤硬炭熟火，用新瓦一片，将火四围簇定为井子，将附子蘸姜汁置井子中，才干又蘸，以姜汁尽为度。附子去皮、脐，切片，为细末。每服半钱许，安手心内逐旋，以舌舐尽药末，空心服，不得犯水，故不吐耳，此法甚佳。

如圣饼子　治男子、妇人膈气翻胃。

沉香二钱　安息香　木香各一钱半，不见火　丁香不见火　藿香叶去土　乳香各三钱，别研　半夏汤泡七次　桂心去粗皮，各二两

右用天南星一两半，炮紫色，为末半两，用生姜自然汁煮糊，别用

硫磺三钱研细，水银二钱，同前药用南星糊为剂，分作四十九饼。每服半饼，用生姜汁化开，空心白汤送下。

心脾疼

灵脂圆 治脾血气心疼。

五灵脂去砂石，炒　当归去芦，酒浸　蓬莪术炮　木香各半两，不见火　良姜二钱半，炒

右为细末，炼蜜为圆如梧桐子大。每服三十圆，加至五十圆，米饮下。

大效妙应圆 治久积沉滞，结聚癖气块，时发疼痛，心脾疼痛，下痢无度，不思饮食，宽中快膈。

附子一只六钱重，炮，去皮、脐　木香不见火　丁香不见火　荜茇　荜澄茄　胡椒各三分　硇砂二分，别研

右为细末，与硇砂和调，汤浸炊饼心，搦去水成糊，为圆如梧桐子大。每服七圆，用生姜一块如大拇指大，劈开中心，去少姜肉，入药在内，连纸包裹数重，浸湿，煨令香熟。取出，去纸，和药细嚼，百沸汤少许送下，不计时候。

止痛圆 治心脾疼，及心腹胀满，痛不可忍。

高良姜一两，新瓦炒干，为末　没药四钱，别研

右拌和，每服二钱，热酒调下。如怕辣，用浓米饮为圆，每服三十圆，白汤送下。

槟茱圆 治心脾痛。

槟榔一个，剜去心，入乳香一粒如豆大，面裹煨，去面　茱萸炒　官桂去粗皮，各一钱，不见火

右碾细末，打和共分二服，煎葱酒二四沸调下。

硇附圆 治虚中有积，心腹肋胁胀痛。

附子半两，炮　丁香一钱，不见火　干姜一钱半　硇砂一钱，汤飞

右为细末，旋末入硇砂研和，用稀面糊为圆如梧桐子大。每服十粒加至二十粒，生姜汤下，不拘时候。

沉香圆　治一切心气痛不可忍。

沉香半两，不见火　没药别研　辰砂别研　血竭各二钱，别研　麝香一钱　木香半两，不见火

右为细末，用银磁器内熬生甘草膏子为圆如皂角子大，姜盐汤磨下[1]。气痛不可忍者，醋方磨下。

大温白圆　治恚怒忿郁，三焦气滞，咽嗌噎塞，胁肋膨胀，心腹疼痛，上气奔喘，翻胃吐呕，不思饮食。

生姜二十两，去皮，细切　橘皮八两，去白，同生姜研细　白术一两，炒　白茯苓七钱，去皮　甘草半两，炙

右为细末，炼蜜为圆如弹子大。每服一圆，空心，沸汤嚼下。

失笑散　治心痛不问所因，入口即定，神方。

槟榔　高良姜剉，滴油炒

右等分，为细末。每服二钱，热酒调下，食前服。

通中散　治食糯米饮食过度，心脾[2]大痛。

神曲为末，白汤调下三二钱。其糯米见神曲即化也。

二珍散　治丈夫、妇人九种心痛。

芫花一两　高良姜二两

右二味，米醋一升入砂石器中，熬干为度，焙干为末。每服半钱，食空温酒调下。忌油腻之物。

香附子散　治心脾痛不可忍。

高良姜炒　香附子去毛

右等分，为细末，每服盐米饮调下。吴内翰得此方，即修合，次日登舟，舟人妻病心痛欲死，吴内翰以半碗与之饮，其痛即愈。

---

[1] 姜盐汤磨下：原书未出每服药量。两校本均同。
[2] 脾：北大本同。大阪本作"痹"。

卷第六

心肾

既济补真丹 三第山洞元先生方

《内经》云：一阴一阳之谓道。偏生天地中，禀阴阳混成之气，岁而动作不衰。今则不然，盖将息喜怒，劳逸，忧愁思虑，水火不足，阴阳有所偏胜，心火炎上而不息，肾水上下不得升降，乃至胞灌注瞳人，眼昏力弱，肤腠不密，□□[1]外邪，脏腑不实，其阳虚惫，血弱气耗。故处此方，广济世人，以补诸虚不足而滋养之。升肾水以制心火；降心火以暖肾水。交感阴阳，既济关元，生真精，和中焦，使上下升降，百骸安和，温暖脾胃，健壮脚膝，明目聪耳，益寿延年，添精补髓。此丹服百日，脐下温暖，体力胜常，脚足有汗，饮食美进，神清喜悦，是其验矣。若至心服至半月，诸疾皆愈。渐屏去一切暖药，专服至三年，乃有地仙之效。

大附子 二只，生，去皮、脐，每只作四片　阳起石 酒煮三日，研如粉，一分　伏火灵砂 一分，研细如粉　天雄 一对，每只劈作四片，生，去皮，同附子入青盐半两，以水三升同煮，令水尽为度，焙干用　磁石 连吸五七针者，火煅红，醋淬十四次，研细如粉，水飞，去赤浊水，半两，别研　鹿茸 燎去毛，酥炙　麋茸 燎去毛，酥炙　舶上茴香 炒　补骨脂 炒　川当归 酒浸一宿，去芦　牛膝 酒浸一宿，去芦，各一两　钟乳粉　荜澄茄　夜明砂　肉豆蔻 面裹煨　枸杞子　杜仲 去皮，盐□[2]　丁香 各半两，不见火　菟丝子 二两，淘净，酒浸三宿，焙干

---

[1] □□：原书有两字厥。大阪抄本同。北大本此处有"是感"二字，字迹明显不同，属后补。
[2] □：原书为一字厥。大阪本同。北大本后补"炒"字。

已上制度如法，一处为细末，入后膏子为圆。

腽肭脐酒浸，研　沉香不见火　神曲炒，各半两，并为细末　麝香半钱，别研　安息香一分，酒化别研　羊髓二两，研烂　肉苁蓉一两，先去咸，研令极烂　羊石一对，去筋膜，研烂

已上八味，用水二升同于银石器内重汤熬，不住手搅成膏。

右件前药末并膏子一处和得，所捣千百杵，圆如梧桐子大。每服百圆，盐汤、温酒任下，空心食前，久服神效。只忌羊肉。

神仙既济丹　夫人以肾为本，日以事物交战，损心劳神，神动气散，兼饮食过度，嗜欲无节，亏损精神，气动神疲，阴阳交错，水火不济，精神恍惚，肢体烦疼，夜梦阴交，遗精白浊，是致气衰血弱，百病所生之由也。古圣神仙多方济人，遂出此方，服之使人心肾之气互相交养，气血荣盛，精固神全。乃得火不上炎，而神自清；水不下渗，而精自固。久服精神健壮，轻身延年。

人参去芦　石菖蒲米泔浸一宿　鹿茸燎去毛，酥炙　柏子仁　远志去心　菟丝子淘净，酒浸，研成饼　巴戟去心　鹿角胶酒化，旋入　牛膝酒浸一宿，去芦　白茯苓去皮　当归酒浸一宿，去芦　五味子去枝　诃子炮去核　金樱子　生干地黄洗净，各一两　鹿角霜四两

右件捣罗为细末，酒糊为圆如梧桐子大，朱砂、麝香为衣。每服三十圆，空心、食前温酒下。

又方　治心气不足，上焦有热，小便赤浊。

人参去芦　泽泻　木猪苓去黑皮　黄连各半两　白茯苓去皮　半夏汤泡七次，各一两

右为细末，灯心煮枣肉为圆如梧桐子大。每服四十圆，米饮送下，日午临卧服。

又方李尧卿方

麋茸　鹿茸并燎去毛、皮，酒浸一宿，炙　菟丝子淘净，酒浸三五日，研成饼　肉苁蓉酒浸，去皮，各一两　人参去芦　茯神去木　山茱萸汤泡，取肉　附子炮，去皮、脐，各一两　沉香不见火　远志去心，各七钱半　牛膝酒浸，去

芦　巴戟去心，酒浸　五味子去枝　黄耆蜜炙　当归酒浸，去芦　熟干地黄洗净，各三分

右为细末，炼蜜圆如梧桐子大，朱砂为衣。每服五六十圆，食前盐汤下。

煮砂丹　专养心肾。王提点炳传。

辰砂有墙壁大块者　远志汤泡，去心　山茱萸汤泡，取肉　补骨脂炒　石菖蒲米泔浸一宿　石莲肉去皮　白茯苓去皮　柏子仁别研　熟干地黄肥实者水洗净，酒浸一宿，蒸五次，曝干，或焙干秤　穿心巴戟去心　酸枣仁汤煮一二沸，去壳，炒紫色　北五味子去枝　人参去芦　附子炮，去皮、脐，各一两半　干山药三两　沉香一两，不见火

右别用獖猪心三个，灯心一两半，又将朱砂用灯心裹放猪心内，外再以灯心缠之，麻线系定，于银石器内水煮一日一夜，取出。余物不用，将朱砂研极细。诸药为细末。别用法酒一升熬沉香、山药末为膏子，搜和众药得所，入臼内杵三五百下，圆如梧桐子大。每服五十圆，食前枣汤任下。

坎离丹　既济水火。

伏火灵砂细研　阳起石酒煮　磁石火煅醋淬七次　钟乳粉各一两半　龙齿一两，黑豆蒸一日，去豆

右为细末，棕角为圆如绿豆大。每服十粒，加至二十，空心枣汤下。

救生丹　治丈夫、妇人心肾不交，肝气虚寒，荣卫不行，大内俱陷，真气不守，津液枯少。

腽肭脐一对一两以上者，去膜，研　朱砂半两，研　附子四只八钱重者，去皮、脐，酒煮十沸，焙干，用黄土拌和，同蒸半时许　人参去芦　白术炒　远志去心　当归去芦，酒浸　天门冬去心，三两　神曲炒　鹿茸燎去毛，酥炙　肉苁蓉酒浸，去皮土，各五两　沉香一两，不见火

右为细末，用精羊肉二斤细切去皮膜秤，酒煮过，入砂盆，肉研烂。别用好酒五升入腽肭脐，当归、肉苁蓉、天门冬末同熬成膏。入余

药末同搜，圆如梧桐子大。每服三十圆，加至五十圆，温酒下，空心食前服。

小补心丹　暖养心肾。朱季对传。

鹿茸一两,燎去毛,酒浸,炙　伏火朱砂别研　伏火灵砂别研　当归去芦,各二钱半　阳起石酒煮,别研　附子炮,去皮、脐　钟乳粉各半两

右为细末，酒煮肉苁蓉，烂研成膏，搜和为圆如梧桐子大。每服三四十圆，枣汤任下，空心服。

至效十精丹　安神定志，补养精血，治梦寐不安，睡多盗汗，体发潮热，小便白浊。王吉卿传。

人参去芦　沉香不见火　鹿茸燎去毛,酥炙　朱砂别研　琥珀别研　附子炮,去皮、脐　酸枣仁去壳,麸炒　当归去芦,酒浸　菟丝子淘净,酒浸一宿,研成饼　柏子仁同酸枣仁别研

右等分，为细末，枣肉为圆如梧桐子大。每服三十圆，空心枣汤或温酒下，日午、临卧服。

还少丹　大补心肾虚损，脾胃怯弱，精神昏耗，气血衰惫，骨髓枯竭，形容瘦悴，腰背拘急，膝胫酸疼，语言错忘，饮食减少，耳重声干，头疼脑痛，五心烦热，四肢懈怠，肺气风毒，瘴疟呕吐。

干山药　牛膝无灰酒浸一宿,各一两半　白茯苓去皮　杜仲去皮,姜汁和酒制,炒令焦　五味子去枝　枳实　山茱萸生,去核　巴戟去心　肉苁蓉无灰酒浸令透　远志去心　舶上茴香生,各一两　枸杞子生　熟干地黄洗　石菖蒲各半两

右捣罗为细末，炼蜜入枣肉和圆如梧桐子大。每服三五十圆，温酒或盐汤下，日进三服。若只早晨一服，则倍加圆数。至五日觉有力，十日精神爽健，半月气力颇壮，二十日目明，一月夜思饮食，冬月手足常暖。此药互有制度，无毒，不僭，不燥，正是平补心肾，常服永无脾寒呕逆、疟痢之疾。更看体候加减：身热，加山栀子一两；精滑，加补骨脂一两；少精，加续断一两；心病，加麦门冬一两。如妇人子宫久冷，白带下，面无光彩，艾醋汤下。服之女容莹润，气血调和，其功效不可

具述。

中虚丹 治心血耗散，心志不宁。

朱砂六钱，悬胎酒煮一伏时，如酒干，旋添熟酒煮之，温水浴 附子二枚，一两二钱，净者，各切作四片，剜作合子，分入煮了辰砂在内，用线札定，剜下附子末不用 獖猪心二个，各切开，去心中血，将朱砂合子入在心内令定，再用灯心铺遍，以麻皮横札，甑蒸烂熟，去猪心不用 酸枣仁去皮，炒 滴乳香各半两，并别研

右将附子去皮、脐，为末，辰砂别研细，四味拌研令和，度药末多少，用干山药末打糊圆如梧桐子大。每服二十圆至三十圆，临卧，煎人参汤下。

固真丹 治肾经虚寒，小腹滑数，及白浊等疾。

天台乌药细剉 益智子大者，去皮，炒

右等分，为末，别用山药炒黄为末，打糊圆如梧桐子大，曝干。每服五十圆，嚼茴香数十粒，盐汤或盐酒下。赵郡王加白茯苓等分，用羊腰子一对切片，五味料物煨熟，食之同前圆子，以温酒空心送下。

灵砂宁神圆 治男子、妇人大病之后伤损荣卫，或发汗吐泻太过，或失血过多，精气亏损，心神恍惚，不得眠睡，饮食全减，肌体瘦弱，怠堕倦乏，嗜卧无力，四肢酸痛。常服补虚益气，滋养荣卫，壮脾爽神，诸疾不生。

辰砂二两，不夹石者绢袋盛，悬于银石器石内，取井花水入椒红三两，盛于器内，可七八分，更用锅子坐盛朱砂器在内，重汤煮令鱼眼沸，三昼夜为度，取出辰砂，研，水飞 人参去芦 白术炒 鹿茸燎去毛，酥炙 茯神去木 黄耆蜜炙，各三两 石菖蒲二两，米泔浸一宿

右为细末，次入辰砂，用枣肉和杵一二千下，令热，圆如梧桐子大。每服二十圆至三十圆，温酒或米饮，空心食前服。

赤石脂圆

川当归二两半，去芦，酒浸 赤石脂一色不杂者，一两半 白茯苓去皮 熟干地黄自蒸者，铺中者再蒸 鹿角胶剉碎，炒成珠 吴茱萸汤泡七次，炒，各一两 宣州大木瓜一个重半斤以上者，开一盖子，去穰，用艾叶填满，将盖子盖

定，用小竹针扎定，甑内蒸熟，取艾，同前药焙干，木瓜去皮，研成膏子

右为细末，木瓜膏子为圆如梧桐子大。每服五十圆，空心米饮下。

破故纸圆　治肾气虚冷，小便无度。

破故纸大者，盐炒　茴香盐炒

右等分为细末，酒糊为圆如梧桐子大。每服五十圆或百圆，空心盐酒、盐汤下。

腽肭脐圆　补心肾，壮阳益阴，固下元。

鹿茸燎去毛，酥炙　当归去芦，酒浸　破故纸炒　杜仲姜制，炒去丝　五味子去枝　附子炮，去皮、脐　舶上茴香炒，各一两　沉香不见火　腽肭脐酒浸　龙骨煅　钟乳粉各半两　熟干地黄二两，洗

右为细末，蜜和酒打糊为圆如梧桐子大。每服三十圆，空心盐酒下。

琥珀圆　补心肾，治忧愁思虑，内耗元气，醉饱房劳，下伤元脏，致令精血不固，神气大伤，心忡烦悸，梦寐不安，精神恍惚，足胫酸疼，小便白浊，情思不乐，多生恐怖，头目昏晕，阴痿阳弱，腰膝疼重。一切虚羸悉皆主之。

人参去芦　远志去心　麦门冬去心　茯神去木　白茯苓去皮　龙齿水飞　车前子　乳香别研　地骨皮　山药　石菖蒲去须，蒸　朱砂别研，水飞，各一两　熟干地黄洗　黄耆蜜炙，各二两　琥珀别研　柏子仁别研　五味子各半两，去枝

右为细末，炼蜜圆如梧桐子大。每服五十圆，空心食前，临卧枣汤下。

既济圆[1]　治心肾气虚，客热上燥，神水下泄，阴阳不和，清浊相干，下元虚惫，腰脚疼重，心神不宁，水脏滑泄，饮食不进。

鹿茸燎去毛，酥炙　沉香不见火　白术炒　五味子去枝　山药　补骨脂炒　远志去心　白茯苓去皮　续断　车前子酒浸　牛膝酒浸，去苗　覆盆子

---

[1]圆：原作"丹"，据目录改。

舶上茴香炒　熟干地黄洗，各二两　白龙骨黑豆蒸，去豆，火煅，水飞　鹿角胶蜯粉炒成珠　巴戟去心，各三两　大附子炮，去皮、脐　菟丝子淘洗，酒浸，焙，再炒　仙灵脾去刺，酒浸，切，焙，微炒　肉苁蓉酒浸，去土　杜仲去皮，姜制炒去丝　莲子肉炒　桑螵蛸酒浸，炙黄　山茱萸去核，各四两　麝香半两，别研

右为细末，糯米饭为圆如梧桐子大。每服五十圆，食前温酒、盐汤下。

又方

磁石火煅醋淬七次　破故纸炒，各二两　鹿茸燖去毛，酥炙　当归酒浸，去芦　附子炮，去皮、脐　莲子肉去心，各一两　沉香三分，不见火　续断一两半，酒浸　乳香别研　酸枣仁去壳，炒，别研　木香湿纸裹煨　石菖蒲去毛，酒浸　朱砂别研　柏子仁别研，各半两

右为细末，炼蜜圆如梧桐子大。每服四十圆，温酒、盐汤、米饮下，空心食前服。

五子圆　固心肾，大补益。泉州王倅茹传。

覆盆子　杜仲去皮，姜制，炒去丝　菟丝子淘净，酒浸，研成饼　巴戟去心　枸杞子　远志去心　五味子去枝　茯神去木　肉苁蓉酒浸，去土　当归酒浸，去芦　山茱萸去核　牛膝酒浸，去芦　干山药　萆薢　熟干地黄洗　黄精　破故纸炒，各二两　青盐别研　柏子仁别研，各二两　石菖蒲一两，去须

右为细末，炼蜜圆如梧桐子大。每服三五十圆，空心温酒、盐汤下。

仙茅圆　大补心肾，有神功。

仙茅裂了者　干山药　菖蒲九节者，去须　白茯苓去皮

右等分，不犯铁器，焙干为细末，北枣肉为圆如梧桐子大。每服三四十圆，空心温酒、盐汤下。忌乳及酥，恐减药力。

返精圆　此方乃赵待制遇异人得之，云是钟离先生方，异人手书云：茯苓定心，没药养血，破故纸补肾，生者既壮，疾何自而生？待制

公与其子服之，高年嗜欲不衰，髭须如漆，更能加功修养，可以致长生也。

破故纸二两，隔纸炒令香熟　白茯苓一两，去皮

右二味为细末。用没药半两捶破，以无灰煮酒浸，高没药一指许，候如稠饧状，搜前二味，圆如梧桐子大。每服三五十圆，随食汤下。如没药性燥难圆，再以少酒糊同搜圆，食前服。

坎离圆　平补五脏，升降心肾，治小便白浊，腰腿无力，心神不宁，下焦虚寒，阴冷遗沥，皆治之。

酸枣仁炒　菟丝子淘净，酒浸，研成饼　柏子仁炒，别研　五味子去枝　薏苡仁炒　覆盆子　人参去芦　枸杞子　鹿茸燎去毛，剉成片，酒浸，炙　牛膝去芦，酒浸　肉苁蓉酒浸　当归去芦，酒浸　杜仲姜制，炒去丝　远志去心　地黄洗　茯神去末，各一两　沉香不见火　附子炮，去皮、脐　龙骨燎，各半两　朱砂三钱，别研　麝香一钱，别研

右为细末，炼蜜圆如梧桐子大。每服五十圆，空心温酒或人参汤下。

养肝圆　镇心肾，润益五脏，调顺三焦，久服应验。

沉香一两，不见火　穿心巴戟二两，去心　鹿茸三两，燎去毛，剉成片，酒浸炙　附子四两，炮，去皮、脐　菟丝子淘洗，五两，酒浸一宿，研成饼　熟干地黄自蒸者六两，如铺中者，再蒸过

右为细末，入麝香肉一钱半，炼蜜圆如梧桐子大。每服四十圆，温酒、盐汤空心任下。

沉香附子汤

用水一盏，以沉香一块于砂盆内，旋以水少许，磨沉香三百匝，以余水洗下。将九钱重附子一只，炮，去皮、脐，切片子。分作三服，以沉香水煎，每服生姜五片，煎至七分，去滓，食前服，以吞既济丹，尤佳。

黄耆柏子仁散　治丈夫腰肾损败。

柏子仁四两，别研　肉苁蓉酒浸，去皴皮　远志去心，各三两　车前子一

两　人参去芦　茯苓白者，去皮　山药　萆薢　黄耆蜜炙，各二两

右为细末，酒服方寸匕，日三服。此药大治怔忪，安心气，空心食前服。

虎骨酒　宁神志，去虚风，补五脏，悦神形，强筋骨，进饮食。久服活血养气，足膝轻健，其效如神。

虎骨一两，酥炙　当归去芦，酒浸　天雄炮，去皮、脐，作四片，生姜二两，切片子，盐少许，水半升，同煮水干为度　附子炮去皮脐，作四片，生姜二两切片子，盐少许，水半升，同煮水干为度　肉苁蓉酒浸，去土　牛膝去芦，酒浸　川萆薢　肉桂去粗皮，不见火　酸枣仁炒　茯神去木　绵黄耆蜜炙　远志去心　金钗石斛

右为粗末，用酒一斗浸七日，每服一合，空心服。

脾肾

加减大橘皮煎圆　固壮脾经，补益下元，健美饮食，安神定志，兼能升降心肾，既济水火，久服无病，行履如飞，不借不燥。

鹿茸燎去毛，酥炙　茯神去木　菟丝子淘净，酒浸，研成饼　大附子炮，去皮、脐，各二两　山茱萸去核　沉香不见火　巴戟去心　丁香不见火　人参去芦　当归去芦，酒浸　阳起石别研，半两　橘红三两　川厚朴一两半，去皮，姜制炙　干姜炮，洗　肉苁蓉酒浸，去皱皮　肉桂去粗皮，不见火　牛膝去芦，酒浸　川杜仲剉，姜汁浸，炒去丝　茴香淘去沙，炒　补骨脂各一两　肉豆蔻面裹煨

右为细末，煮面糊圆如梧桐子。每服五十圆，食前盐酒汤或米饮下。饮食减少，用丁香、附子煎汤下；胸膈不快，丁香、茯苓、干姜、白术、甘草煎汤下；大便作泻，豆蔻、附子煎汤下；心气不足，睡卧不寐，茯苓、附子煎汤下；受寒邪，姜、附煎汤下；小便多，茴香、盐、附煎汤下；虚冷腹疼，茱萸、附子煎汤下；大便泻血，缩砂、附子煎汤下；口吐涎沫，津液稠黏，痰饮恶心，川乌、附子、南星煎汤下。

法制厚朴圆 壮脾肾。

台椒去目,炒出汗　青盐　川厚朴去皮,姜制炒　益智子炒　橘红　白姜炒　茴香淘去沙,炒

右等分,以水浸平药,慢火煮干,焙燥,为细末,酒煮面糊为圆如梧桐子大。每服三十圆,加至四十圆,盐汤或温酒下,空心服。

补骨脂圆 治脾湿流注,肾经渐成下部之疾。

大草乌头四两,水浸一二片[1],擦洗乌头皮,尽切片子,控[2]干,每一片乌头,用盐四两淹,春冬七日,夏秋三日,候盐味入尽,晒干,慢火旋旋炒,直候巴焦,偈取三四片嚼,如不麻人方用　苍术四两,去皮,米泔浸一宿,连泔煮七八沸,取出,以水洗去泔,切片子,焙燥

二味用葱白大者十茎,湿纸裹煨,切碎,烂研,拌上件药同淹一宿,焙干。草乌不须葱淹亦得。

川楝子炮,去核　台椒去目并合口者,蒸一宿　补骨脂炒　巴戟去心　桃仁汤浸去皮,火炒褐色,研如油,旋入　舶上茴香炒　白茯苓去皮,各二两

右为细末,酒煮面糊圆如梧桐子大。每服三十圆,温酒、盐汤任下,食前服。

胡[3]芦巴圆 治脾肾虚冷,腰膝疼痛,小肠膀胱等病攻冲。大能补益,美进饮食。

葫芦巴　破故纸炒,各二两　荜拨　木香不见火　荜澄茄　丁香不见火　川楝子炒　槟榔　穿心巴戟去心　肉桂去粗皮,不见火　舶上茴香炒　青皮去穰　枳壳水浸一宿,去穰,切,麸炒　附子生,去皮、脐,各一两

右为细末,酒煮面糊圆如梧桐子大。每服十五圆,食前盐汤下。或作散子,每服二钱,水酒各半盏,同煎三四沸,温服。

朴附圆 益肾气,固脏腑,实脾元,进饮食。暑月阴气在内,又多饮冷,用此燥脾。陆驻泊仲安方。

---

[1]片:两校本均同。疑为"日"之误。
[2]控:原作一字厥,大阪本同,据北大本补。
[3]胡:原作"葫",据目录改。

厚朴去皮，姜制炙　附子炮，去皮、脐　茴香淘去沙，炒

右等分，用生姜自然汁浸过，煮干为细末，神曲打糊为圆如梧桐子大。每服三五十圆，食前盐米饮或温酒送下。

姜香圆　治脾肾百病。服之一月，饮食倍进。

生姜十两，和皮细擦，与茴香淹二宿　茴香五两，淘去沙用

右焙干，为细末，酒煮面糊圆如梧桐子。每服四十圆，盐汤、盐酒任下，早晚食前服。讫如人行三五里后，方可吃食。如患肾气人，加青盐一两同圆。此方廉宜。仲博士亲题云：绍兴王从道提举服此药，年八十四，能饮冷水，食生果，无病。

三妙圆

鹿茸燀去毛，酥炙　钟乳粉　肉豆蔻面裹煨

右等分，为细末，枣肉为圆如梧桐子大。每服三五十圆，枣汤下，食前服。

椒蜡圆　治肾冷诸病。

川椒去目枝并合口者，酒浸一宿，焙干，摊铫内去汗令润，研去白　桃仁去皮、尖，麸炒紫色　杏仁去尖　茯苓白者，去皮

各等分，为细末，用黄蜡三两溶过，调前药为圆如梧桐子大。每服一二十圆，空心食前，盐汤任下。

愈痛圆　治男子、妇人惊忧气滞，脾肾积寒，内挟冷气人，成痃癖癥瘕，透隐皮肤，或两胁牵痛不已，及小肠奔豚气痛，皆主治之。

川萆薢　鳖甲　川当归去芦，酒浸　三棱炮　破故纸炒　神曲炒　蓬莪术炮　麦糵炒　熟干地黄洗，各一两　干漆炒令烟尽　延胡索炒　茴香淘去沙，炒　沉香不见火　肉桂去粗皮，不见火　没药各半两，别研　麝香半钱，别研

右为细末，醋煮面糊圆如梧桐子大。每服二十圆，温酒或盐汤任下。不拘时候，日二服。

正气散　治脾肾虚弱，气不归元，腹急胀满，雷鸣有时，泄泻，不思饮食。

苍术五两，米泔浸一宿，去粗皮　陈皮四两，去白，炒　香附子去毛，炒　益智炒　茴香淘去沙，炒　甘草炒，各一两　麦蘖炒　茯苓白者，去皮　厚朴去皮，姜制炒　草果子　诃子炮　乌药　丁香皮　白姜炮，洗　蓬莪术炮　三棱炮　青皮去瓤　良姜炒　人参去芦，各一两

右为细末。每服二钱，水一盏，生姜三片，枣子一枚，盐少许，煎七分，食前服。

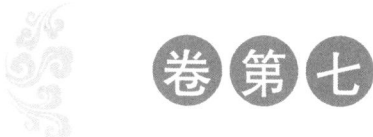

卷第七

泻痢 此为旧白

太素神丹 治久患痼冷，脏腑虚滑，痢下脓血，妇人血海虚冷，赤白带下，经候不时，久无子息，男子下部积冷，腰膝无力，寒疝膀胱，一切冷病。刘德容传。

牡蛎雪白左顾极大者一斤　硫磺一两　腻粉半两

右件先用炭三斤，烧牡蛎令通红，放冷，碾成粉，分为两处，各半斤。用大甘锅子一个，盐泥固济，只留口，以牡蛎四两实在锅子底。次将硫磺、腻粉同碾细，用无底小竹筒置牡蛎之上、锅子中心，四边再以牡蛎实之，却取竹筒，要得不近锅子四边也。然后再以四两余牡蛎实捺硫磺之上，去锅子口留三二寸周匝。用熟火三斤簇锅子中，焰出以匙抄余牡蛎糁之，焰出又糁，以焰绝为度。放冷取出，再碾如粉。然后取大新瓦一片，凿成一池子，深约一半瓦已上。将未经煅余牡蛎平分一半，实铺在池子底，次将已煅过硫磺牡蛎在上，更将余一半牡蛎覆之，实捺平后，用新白瓦一口盖定，以木炭一秤，周匝烧之，候火尽为度。却取出，于土内埋半日，令出火毒。研细，滴水为圆如梧桐子大。每服三五十圆，温米饮送下，食前服。

保寿丹 治脏腑虚寒，泻痢不止。陆驻泊仲安传。

附子炮，去皮、脐　肉豆蔻面裹煨，各一两　赤石脂煅　白姜炮，洗　荜澄茄各半两

右为细末，面糊为圆如梧桐子大。每服三十圆，米饮送下。

煮附丹 治脾虚脏寒，冷热积滞，气结肠间，虚胀膈[1]痞，后重

---

[1]膈：原为一字厥，北大本同，据大阪本补。

滑泄。

附子一只七钱重者，生，去皮、脐，分切作四片　厚朴去粗皮，秤二两，剉　生姜六两，薄切　益智洗净　半夏汤浸七次　川椒去目并合口者，炒出汗　青盐各一两

右用水五升[1]，银石器内慢火煮干，焙干，为末，法酒面糊圆如梧桐子大。每服三十圆，加至五十圆，温酒或米饮送下，空心、食前、日午，日进三服。

火毒丹　暖脾脏，止恶心吐泻。

小枣五十枚，去皮、核　胡椒三百粒

右同研成膏子，用飞罗面不问多少，铫内炒令色微黄，用生姜自然汁搜成膏，分作小剂，却将前枣、椒二味如水团糖心，入在逐个面剂内，却搓成圆子，用湿纸裹煨，微香为度，去纸嚼吃，不拘多少。

大脏丹　治脾元虚弱，久泻不止，肠胃不固，致成五泄，服之神验。

大蒜湿纸煨　厚朴去皮，姜制研，各一两　硫磺半两，别研

以上三味用猪大肠七寸去膜，入药在内，两头缚定，以好酒三升煮烂，同研成膏。

茴香淘去沙，炒　肉豆蔻面裹煨　诃子煨，去核　白茯苓去皮　神曲炒　草果仁　白矾枯　白艾叶　麦糵炒，各半两

右为细末，入前膏子和圆如梧桐子大。每服五七十圆，米饮送下。

养脏丹　治证前。

猪大脏半斤　大附子二只，炮，去皮、脐　厚朴姜制炒，为末，秤四两　硫磺二两，研细，同厚朴入猪脏内，以麻绳系定两头，用水五升煮干，取出细研　龙骨生用　肉豆蔻面裹煨　木香不见火　白茯苓去皮　牡蛎煅　大诃子炮，去核　茴香淘去沙，炒，各一两　破故纸二两，炒

右为细末，入麝香一钱，薄面糊为圆如梧桐子大。每服百圆，空

---

[1]升：原作"勝"。两校本均同。此乃音误，今据文义改。

心、食前，盐汤或饭饮下。

内灸丹 治脏腑滑泄，里急肠鸣等病。

荜拨　胡椒　干姜炮炒　良姜炒　丁香不见火　附子炮，去皮、脐　吴茱萸汤泡七次，各一两　肉桂去粗皮，不见火　山茱萸去核，炒　肉豆蔻面裹煨　草豆蔻去壳，各半两

右为细末，枣肉为圆如梧桐子大。每服五十圆，空心食前，陈米饮任下，日进三服。

固阳圆 治脏腑滑泄，去寒气，固真阳。

阳起石煅，别研　干姜炮，洗

右各等分，为细末，糯米饭圆如梧桐子大。每服五七十圆，米饮下。觉虚寒气短，尤宜服之。

暖下圆 治脏寒泄泻。

大附子二只，生，去皮、脐，以生姜一斤，研细，取自然汁煮附子，候软，切作片子。再慢慢煮，候附子九分熟，漉出，焙干。好丁香四七粒，同研为末，却将煮附子姜汁熬成膏，和圆如小梧桐子大。每服三十圆至五十圆，食前沉香汤送下。

暖脏圆

吴茱萸汤泡七次，炒　黄连去毛，剉，炒令赤色

右等分，为细末，用大蒜头煨熟研烂，为圆如梧桐子大。每服三圆，空心、食前，米饮下。

厚肠圆 治肠胃虚寒，不能克消水谷，大腑飧泄。

人参去芦　白术炒　厚朴去粗皮，姜制炒　丁香不见火　荜拨　红豆　诃子肉炒　附子炮，去皮、脐　肉豆蔻面裹煨　神曲炒　缩砂仁　麦蘖炒　白豆蔻　良姜各二两，炒　槟榔　胡椒　荜澄茄　白芍药　陈皮去白，洗　甘草炙　干姜炮，各四两　肉桂五两，去粗皮，不见火　白茯苓去皮　当归各一两，去芦

右为细末，稀饭搜和，秤二两，分作十粒。每服一粒或二粒，嚼细，白汤送下，不拘时候。

又方 治脏腑滑泄不禁，不以大人、小儿，皆可服之。

肉豆蔻面裹煨　诃子皮煨　白术炒　白茯苓各一两，去皮　南没石子　赤石脂各半两，别研

右为细末，白面糊为圆如梧桐子大。每服五十圆，空心、食前，米饮任下。小儿别圆服之。

又方　治肺受寒邪，入于肠胃，遂致大便虚滑，脏腑不实，脾衰气弱。

川姜炮，洗　肉豆蔻面裹煨　良姜炒，各一两　神曲炒　麦蘖炒　熟硫磺别研　山茱萸取肉　肉桂去粗皮，不见火　钟乳粉各一两　附子一只，生，去皮，剉，青盐半两同炒　川椒去目、合口者，炒出汗　白石脂别研，各半两

右为细末，入钟乳粉和，用粟米粉打糊为圆如梧桐子大，朱砂为衣。每服五七十圆至百圆，姜、艾、盐汤送下，不拘时候。或用固肠饮子下，亦妙。

固肠圆

大附子一只，炮，去皮、脐　白姜炮，洗　肉豆蔻面裹煨　橘红　大诃子去核　椒红各一两，去目、合口，炒出汗

右为细末，糯米粉糊圆如梧桐子大。每服百圆，盐饭饮下，空心、食前服。

又方　治脏腑滑泄。

真龙骨煅　赤石脂煨

右等分，为细末，蒸饼糊为圆如绿豆大。每服五十圆，干木瓜、紫苏汤下，食前服。

补真断下圆　治虚寒泄泻，注下不禁。

阳起石煅　细辛去叶　赤石脂煅　川椒去目、合口，炒出汗　肉豆蔻面裹煨　白矾枯　干姜炮，洗　附子炮，去皮、脐，半两　硫磺三两，别研

右为细末，稀醋面糊圆如梧桐子大。每服五十圆，空心米饮送下。一方加钟乳粉。

煮朴圆

厚朴二两，去皮，剉，生姜四两切片，水二碗，煮干为度，去姜不用　附子一

两，炮，去皮、脐　诃子纸裹蘸湿，煨，去核，半两　肉豆蔻一两，面裹煨　干姜半两，炮，洗

右为细末，姜汁煮面糊圆如梧桐子大。每服三五十圆，食前米饮下。

朴附圆

白艾叶　附子炮，去皮、脐　吴茱萸汤泡七次，炒　厚朴去粗皮，各一两

右用生姜汁半盏，同好酒半盏煮，炒令干燥。别用肉豆蔻半两，赤石脂半两，同为细末。酒煮面糊圆如梧桐子大，每服三五十圆，空心、食前，米饮送下。

又方

厚朴去皮秤二十二两，剉，用生姜二斤切片，水一斗，于砂石器内煮，自晓至暮，水干添汤，候干取出，去姜　干姜四两，炮，洗　甘草二两，炙

以上三味同煮如前法，取出焙干。

补骨脂炒　舶上茴香炒　附子炮，去皮、脐，各五两　肉豆蔻四两，面裹煨

右以上七味并为细末，煮枣肉为圆如梧桐子大。每服五十圆，米饮送下，或温酒亦得，空心、食前服。

酒煮黄连圆　厚肠胃，止泄泻。

黄连去须，五两　厚朴去粗皮，三两　肉豆蔻一两，面裹煨

右并剉，用无灰酒、米醋各一升，慢火熬尽，烈日晒干，为末。再用酒醋打面糊为圆如梧桐子大，每服五七十圆，米饮送下。

香连圆　治阴阳相搏，冷热不调，或泻或利。

木香二寸作两段，一段用糯米炒，去糯米；一段生用　黄连半两，一半用茱萸炒，去茱萸；一半生用

右各自为细末，皆用粳米粉糊圆如梧桐子，每服二十五圆。白痢用干姜汤送下；木香十五圆，黄连十圆。赤痢，甘草汤下。黄连十五圆，木香十圆。妇人暴血，气攻心痛不忍者，醋汤下；木香二十圆。小便赤，并血淋，灯心人参汤下。黄连二十圆。并食前服。

又方 治血痢。

木香不见火　黄连去须　干姜各一两，炮，洗　乳香半两，别研

右为细末，粳米饭为圆如梧桐子大。每服三十圆，食前米饮下。

姜连圆 治痢下赤白。

宣黄连去须　生姜连皮，同黄连炒，各四两　肉豆蔻面裹煨　当归去芦，各二两　罂粟壳三两，去顶蒂、穰，蜜炒　干姜炮，洗　阿胶剉，麸炒成珠，各一两

右为细末，以枣子四十九枚，生姜四两切片，银石铫内同枣子水浸煮，候干，取枣去皮、核，捣成膏为圆如梧桐子大。每服五十圆，空心米饮下。

蒜连圆 治脏腑虚滑。

黄连一两，去须，剉，用茱萸一两同炒，去茱萸

右为细末，独头大蒜湿纸裹，煨熟，研烂，搜黄连为圆如梧桐子大。每服三十圆，食前米饮送下。

连朴圆 厚肠胃。

黄连好者五两　厚朴十两，去粗皮

右㕮咀，生姜一十两取自然汁浸，煮干，为细末，清面糊为圆如梧桐子大。每服五七十圆，空心米饮送下。

木香圆 治脏腑冷湿之气，留于脾经，注下不已，经年未效，米谷不化，饮食无味，肌肉瘦悴，心多嗔恚。

木香不见火　破故纸炒，各一两　高良姜炒　缩砂仁　厚朴去粗皮，姜制炙，各三分　赤石脂　陈皮去白　肉桂去粗皮，不见火　白术各半两，炒　胡椒　吴茱萸汤泡七次炒，各一分　槟榔一枚　肉豆蔻四两，面裹煨

右为细末，用猕猪肝四两，陈米泔水煮，入盐一钱，葱白三茎，生姜二十片，同煮肝熟，研成膏子，搜前药为圆如梧桐子大。每服五十圆至百圆，饭[1]送下，不拘时候，日进三服。

---

[1] 饭：底本及两校本均同。疑为"饮"字误，或此后疑脱"饮"字。

艾麦圆 治虚羸，久不进食，脏腑不固，小便常多。

艾叶_{糯米糊蘸过，大火焙}　麦蘖_炒

右等分，为细末，米醋打糯米粉糊圆如梧桐子大。每服三五十圆，空心醋汤、温酒，或米饮下。

厚胃圆 治脾胃不和，泄泻不止，诸药不效者。

诃子皮_{纸裹蘸湿，煨香，去核}　龙骨_煅　肉豆蔻_{面裹煨}　附子_{炮，去皮、脐}　赤石脂_煅　木香_{不见火}　川白姜_{炮，洗}

右等分，为细末，水煮面糊圆如梧桐子。每服四五十圆，米饮送下，食前服。

赤圆子 治脾湿虚寒。

天雄_{一对，慢火煨，取出洗净，切作骰子块，姜汁制，银铫内炒黄色}　川乌头_{制同前}　附子_{各三枚一两者，依前法制度}　干姜_{四两，切片，炒}

右为细末，入钟乳粉一两，神曲打糊为圆如梧桐子大，用生朱砂为衣，阴干却晒。每服五十圆，温酒空心、食前服。

峻补圆 专治虚弱，常欲滑泄。

天雄　附子　川乌_{各二两，并炮，去皮、脐，劈作两片，再煨透熟}　良姜_炒　干姜_{炮，洗}　吴茱萸_{汤泡七次，炒}　胡椒　硫磺_{别研}　厚朴_{去粗皮，姜制炙，各三两}

右为细末，酒煮面糊圆如梧桐子。每服三十圆，空心、食前，温酒、米饮送下。如无天雄，只用大川乌、附子亦得。

乌紫金圆 一切泻痢，不问新旧冷热，及肠风下血，并皆治之。

肉豆蔻_{一两，刷去灰土，拣最大者，每只钻窍，入丁香七粒在内，用醋纸裹煨，十分细油出尽为度}　罂粟壳_{去顶蒂、瓤极净，切片，用好酸醋浸一宿，炒干，秤半两}　滴乳香_{二钱半，别研}

右为细末，汤泡乌梅肉研烂，和圆如梧桐子大，每服五十圆至七十圆。泻用米饮下，痢用姜汤下，肠风脏毒下血，荆芥、地榆煎汤下，并食前服之。

养真圆 治脏腑不固，补诸虚弱。

羊肚一枚，事特如常，去膏膜　羊肾一对，去膜　白术二两，炒　神曲一两半，炒　丁香不见火　荜拨各七钱半　沉香不见火　熟干地黄洗　大附子炮，去皮、脐　干姜炮，洗　荜澄茄　白茯苓去皮，各一两　当归去芦，酒浸　厚朴去粗皮，姜制炙　白豆蔻仁　人参去芦　半夏曲　钟乳粉各半两　天门冬三两半，去心　益智一两

右咬咀，同羊肾切细，入在羊肚中，以线缝肚子口，于净甑蒸极熟为度，趁热于木臼中捣碎，曝干或焙干。再碾为细末，用熟枣肉为圆如梧桐子大。每服五七十圆，空心、食前米饮下。

补中圆　治赤白痢。

白芷二两　罂粟壳去蒂、穰，一两半，半生半炒　当归焙，去芦　枳壳麸炒，去穰，各一两　陈皮半两，去白，炒　橡斗大者七枚，小者十枚

右为细末，炼蜜为圆如弹子大。每服一圆，水一盏，白痢入石榴皮一片，赤痢入乌梅半个，煎至七分，食前服。如赤白痢，入乌梅、石榴皮同煎。

香茸圆　治日久冷痢。

乳香三钱，别研　鹿茸半两，酒浸一宿，炙　肉豆蔻一两，净洗，每个作两片，安乳香在内，外用面裹煨，去面

右为细末，陈米饭和圆如梧桐子大。每服五十圆，食前米饮送下，日进三四服。

杏霜圆

杏仁三个，去皮、尖　百草霜　巴豆六粒三棱者，去皮，取油尽为度

右同研细，用粳米饭为圆如芥子大。每服二圆，赤痢甘草汤下，白痢煎艾汤下。忌生冷油腻、湿面、菜热物。水泻，新汲井花水下。

如圣圆　治赤白痢。

川百药煎好者不拘多少，研细筛过

右白汤调陈米糕为圆如梧桐子大，略用百草霜为衣。如白冷痢，以罂粟壳一枚炙黄色，煎汤送下。赤痢，甘草汤下。不拘时候。

三建圆　止下泄，宽膈进食，补助真元。

天雄　附子各一两　川乌二只，以上并炮，去皮、脐　阳起石别研　钟乳粉各半两

右为细末，神曲打糊为圆如梧桐子大，朱砂为衣。每服十圆，姜汤送下，食前服。

神应乳香圆　治诸般恶痢。

乳香　没药各一分，并别研　诃子肉一钱　安息香一分，酒少许蒸一时久，研，滤去滓，重汤煮成膏

右为细末，用安息香膏搜成饼子摊盏中。别以杏仁烧烟薰令干，翻转再薰。圆如绿豆大，如硬，入白汤少许润之。每服三十圆，空心、食前，乳香汤下。

肉附圆　治泄泻不止。

附子一只七钱重，炮，去皮、脐　肉豆蔻一两二钱，面裹煨

右为细末，面糊为圆如梧桐子大。每服五六十圆，米饮下，不拘时候。

椒附圆　治骤腹痛注下，或滑肠频并，多有冷沫。

川椒去目、合口，炒出汗　附子生，去皮、脐　干姜洗，生用

右等分，为细末，面糊为圆如梧桐子大。每服三十圆，米饮下，食前服。

韭附圆　老人尤宜服之。

大附子一只，炮，去皮、脐，再炒令微黄色，为末。以韭菜根研烂绞取汁，圆如梧桐子大。每服三十圆，米饮空心下。须是晒干服，不干恐麻。

肥肠圆　治脾泄下痢。

硫磺二两。别研　吴茱萸四两，汤泡七次，焙

以上二味，用𪊟猪大肠四尺，去脂膜，洗净。入二味药在内，用麻线缚两头，好米醋一碗，砂石器内慢火煮干，烂研成膏。

厚朴十两，去皮，姜汁浸一宿，炒令黄色　附子二两，炮，去皮、脐，剉，再炒令黄　南木香二两，湿纸裹，煨令香

右为细末,用前膏子搜和,杵千余下,圆如梧桐子大。每服五十圆,食前米饮送下。

猪肚煎圆 治因病后或泄泻,久服热药过度,脾土燥而不能制水,服积药则多耗气,精液不能传送,或痢甚则频并,或下白脓,腹肋时痛。此药润肠,和脏气,进饮食。

舶上茴香_{二两} 舶上硫磺_{一两,别研} 川椒_{二两,拣开口无梗者用,白面四两同炒,候面黄取椒,放地上出汗} 枳壳_{二两,去穰,将炒椒面同炒令香熟,去面不用}

右为细末,用猪肚一个洗净者,去脂,入硫磺末在内,用线密缝,以无灰酒四升,慢火煮烂。别研令极细,和药为圆如梧桐子大。每服三十圆,空心,米饮、温酒送下。

水煮青盐圆 治脾积泻,经年不效者。

附子_{生,去皮、脐,剉,炒} 人参_{去芦} 京三棱_炮 肉桂_{去粗皮,不见火} 木香_{湿纸裹煨} 鹿茸_{燎去毛,酒浸} 缩砂仁 蓬莪术_生 益智仁 舶上茴香 阳起石_{酒一盏煮干,各一两,别研} 川椒_{二两,去目、合口者,炒出汗} 陈皮_{三两,去白} 厚朴_{四两,去皮,姜汁浸一宿,炙干}

右并剉,入青盐四两,水浸药平一指许,煮干为度。焙干,为细末,酒煮面糊圆如梧桐子。每服三十圆,食前,温酒、盐汤下。

育肠汤 治脾胃虚弱,内受风冷,仓廪不固,下痢不实,食不充肌,力减气弱,下部酸倦。

人参_{去芦} 白术_炒 高良姜_炒 肉桂_{去粗皮,不见火} 当归_{去芦,酒浸} 赤茯苓_{去皮} 诃子_{湿纸裹煨} 厚朴_{去粗皮} 肉豆蔻_{面裹煨} 甘草_炙

右等分,为细末。每服四钱,水一盏半,粳米百粒,同煎至七分,食前温服。

万安汤 治脾泄冷痢,腹痛里急,寒中色白,米谷不化。大进饮食。_{临安冯大夫传。}

人参_{去芦} 甘草_{炙,各半两} 大川乌_{炮,去皮、脐,剉,盐炒黄,去盐} 草果子_{面裹煨} 干姜_{炮,各二两}

右为粗末。每服三钱，水一盏半，生姜二片，枣子一枚去核，同煎至八分，去滓，空心、食前热服。

调中汤 治赤白痢，由肠胃虚弱，冷热之气乘虚相搏，血渗入肠则泻。为痢重者，血与脓相杂，状如脓涕；轻者脓血上赤脉，状如鱼脑。日夜不绝，脐腹疼痛，不思饮食，并宜服之。

木香一钱，不见火　防风去芦　黄耆蜜炙　甘草炙，各一分　人参去芦　白茯苓去皮　当归去芦，酒浸　熟干地黄各二两，洗　罂粟壳去顶蒂、穰，半两，剪碎，蜜拌炒令黄

右为粗末。每服三大钱，水一盏，生姜三片，枣子一枚，煎至七分，去滓，食前通口服。如血痢，加竹茹一块同煎。

四味茯苓汤 治伏暑泻痢，不进饮食。赤痢腹痛者，服之神效。

宣黄连五两　藿香叶二两　阿胶粉炒，一两　白茯苓一两，去皮

右为饮子。每服四钱，水一盏半，煎七分，去滓，早晚食前温服。

罂榆汤 治痢。

罂粟壳半斤，去顶蒂、穰，蜜炒　赤芍药　陈皮去白　甘草各半两，炙　地榆四两　五倍子一两

右为粗末。每服三钱，水一盏，生姜三片，枣子一枚，煎至七分，去滓，食前温服。

罂粟汤 治痢。

大罂粟壳十枚，赤痢蜜炙，白痢生用　甘草半寸，炙　橘皮一两，去白

右用陈米半合，水两碗，同煎至一碗，分作三服，咽下驻车圆[1]。

六物汤 治赤白痢，秋后不效，最宜服之。

罂粟壳去顶蒂、穰，蜜炒　枣子各一十二枚　香薷一握　橘皮二枚全者，去白　甘草五寸，炙　生姜十片

---

[1]驻车圆：本书未收此方。方见《和剂局方》卷6。现录以备参。"驻车丸：治一切下痢，无问新久，及冷热脓血，肠滑里急，日夜无度，脐腹绞痛不可忍者。阿胶（捣碎，炒如珠子，为末，以醋四升熬成膏）、当归（去芦，各十五两）、黄连（去毛，三十两）、干姜（炮，十两）。右为细末，以阿胶膏和，并手丸如梧桐子大。每服三十丸，食前，温米饮下，日三服。"

右为粗末。作三服,用水一中碗,煎至七分,去滓,空心温服。

圆通大圣散 治丈夫、妇人、小儿赤白痢不痊者,并宜服之。此方乃观音梦中传授。

木香方圆二寸,不见火　黄连半两,去须

右二味,以水半升同煮干,去黄连,只取木香,切,焙,为细末。分作三服,第一服用陈米汤调下,第二服陈米饮调下,第三服甘草汤下。小儿随意加减。

如神汤 不问新久泻痢,或赤,或白,或水泻,并治之。

罂粟壳大者,去顶蒂、穰净,剉,蜜拌湿炒干　当归去芦　丁香不见火　白术各一两,炒　乳香半两,别研

右㕮咀。病轻者每服三钱,水一盏,煎七分,去滓,通口服。甚者每服半两,水一盏半,煎至八分,去滓。只一二服见效。

神应散 治泻痢。

罂粟壳去顶蒂、穰,二两半,用蜜半两许拌淹一二时,炒令紫色　川干姜一分半,洗,炒　甘草炒　人参去芦,炒　当归去芦,各一分

右为细末。每服三钱,食前米饮调下。

木香散 治隔年痢不止。

木香用黄连半两同炒　甘草炒　罂粟壳去顶蒂、穰,生姜半两同炒

右等分,为细末。入麝香少许,陈米饮调下二钱。血痢尤宜服之。

人参散 任提举文荐传

人参去芦　罂粟壳去顶蒂、穰,蜜炒　阿胶蛤粉炒成珠子　糯米

右等分,㕮咀。每一两分作四服,每服水一盏,煎至七分,去滓,通口服。

豆蔻散 治赤白痢。

肉豆蔻二两,面裹煨　罂粟壳[1]去顶蒂、穰,蜜炒　木香一钱,不见火　白术炒　人参去芦　黄耆蜜炙　甘草炙　白茯苓去皮,各二两

---

[1] 罂粟壳:原书未出剂量。两校本均同。

右㕮咀。每服三钱，水一盏半，枣子三枚，生姜五片，乌梅二枚，煎至六分，去滓，不拘时候服。

又方 治久年新近泄泻、赤白下痢。

肉豆蔻一两二钱半，面裹煨香　罂粟壳去顶蒂、穰，蜜炒　橘红　香附子去毛，各四两　甘草二两，炙　川姜一两，炮，洗

右为细末。每服三五钱，用陈米饮调下，不拘时候服。

又方 治泻痢腹痛，里急后重，粪赤。

肉豆蔻面裹煨　罂粟壳去顶蒂、穰，蜜炙　石榴皮　黄连

右等分，为细末。每服三钱，食前米饮调下。

柏子散 治赤痢。

侧柏子二十五枚，研烂，冷熟水淘，纱帛滤去滓，入蜜再调，连进二服。忌肉及鱼腥之物。

二宜散 治赤白痢。

甘草慢火油煎　干姜炮，洗

右等分，为末。每服一钱，水八分，煎至四分，经宿露，空心服。如赤多，即甘草六分，干姜四分；白多，甘草四分，干姜六分。忌生冷油腻物。

香罂散 治积痢。

木香半两，用黄连半两同炒　甘草一两，炙　罂粟壳去顶蒂、穰，半两，用生姜半两同炒

右为细末，入麝香少许，食前陈米饮调下[1]。

白石脂散 治泄泻，或便血，或痢，不以老人、小儿，并宜服之。

白石脂真者，用炭煅通红，研细，每服三钱，空心米饮调下。

赤石脂散

赤石脂煅　肉豆蔻面裹煨，各四两　缩砂一两

右为细末，每服二钱，空心米饮调下。

三磨散 治脏腑虚滑，泄泻不止。

---

[1] 陈米饮调下：原书未出每服用量。两校本均同。

川厚朴长三寸阔一寸，去皮，钻数十孔，姜汁半盏涂炙，姜汁尽为度　附子一只，炮，去皮、脐　肉豆蔻大者一枚，面裹煨

右用第一米泔水一大盏，分三处三味各磨浓，和入生姜五片，煎至七分，食前温服。

抵圣散　治远年脾泄不差者。汪去伪传。

人参去芦　陈皮去白　木香不见火　肉桂去粗皮，不见火，各一两　附子七钱，炮，去皮、脐　甘草三钱，炙　白术炒　白茯苓去皮，各半两　诃子十六枚，湿纸裹数重，煨香，去核　肉豆蔻八枚，面裹煨

右为细末。每服三钱，无灰酒调，空心面东服之。如人行五里路，再投酒一呷。忌麸豉汁、豆豉汁。如年深者，二服即瘥。

丁香散　治一切冷气泻及脾泄，腹内刺痛。

丁香一分，不见火　肉豆蔻二枚，面裹煨　附子一两，炮，去皮、脐，剉如豆块，生姜四两净洗和皮切碎，同附子入銚内慢火炒，令姜干为度

右为细末。每服二钱，温粥饮调下，空心食前，日进三服。

固肠饮　治心脾冷痛不可忍，老幼霍乱吐泻甚效。

诃子去核取肉，炒　甘草炙　厚朴姜制炒　干姜炮　草果用仁　陈皮炒　良姜炒　白茯苓　神曲炒　麦蘖炒

右等分，为末。每服二钱，水一盏，煎七分，入盐少许，食前服。急用沸汤入盐调服。小儿半钱。

又方[1]　治肠胃虚弱，内挟风冷，脐腹撮痛，下痢及虚滑，或变脓血。

肉豆蔻炮　人参　白术炒　赤石脂　肉桂去皮　当归洗，切片　良姜　附子炮，去皮、脐　厚朴姜汁制炒　甘草炙，减半

右十味各等分，碾为粗末。每服五钱，水一盏半，入粳米一小撮，煎至七分，去滓，空心、食前温服。

炙肝散　治脾气虚弱，肝脉有余，邪来伤正，泄泻不实，仓廪不藏，饮食减少，力乏气短，饮食不化，肌肤倦怠，面无颜色。

---

[1]方：原作"固肠饮"，两校本同。据目录改，符合本书体例。

当归去芦　破故纸炒　高良姜炒　缩砂仁各三分　羌活洗　肉桂去粗皮,不见火　陈皮去白　白术炒　赤茯苓去皮　吴茱萸汤泡七次,炒　肉豆蔻面裹煨,各半两　厚朴三钱,姜制炒

右为细末。每服三钱,以獖猪肝三两切片,掺药于上,以浆水一碗,醋少许,盐一钱,同煮。水煮尽,空心连肝嚼下。

生气散　治脾脏气虚,泄泻不止,百药不效者。

钟乳粉　赤石脂煅　阳起石火煅候红,好酒内浸一遍,研细,各半两

右为细末。用附子一只,炮,去皮、脐,只用半只,入干姜十片,水二盏,煎至七分,调生气散二钱,空心服。半日再服。

姜香散　治久患脾泄泻。

宣黄连一两,去须　生姜四两

右剉如豆大,炒令姜干脆,深赤色,去姜,取黄连为末。每服二钱,空心腊茶清下。甚者不过二服即瘥。

如圣饮　治痢。

罂粟壳去顶蒂、穰,蜜炙,四两　橘红去白　白艾　当归去芦　甘草各二两,炙　乌梅一两

右为粗末。每服三钱,水一盏半,生姜三片,枣子一枚。如赤痢,入地榆;白痢,入干姜一小块。煎至七分,去滓,空心温服。

御米饮

罂粟壳去穰,米醋炒　甘草炙,各半两　川厚朴去粗皮,姜制炒　人参洗炒,各一两　白茯苓去皮　白姜洗炒,各一两　大乌梅五枚,连核

右为粗末。每服五钱,水一盏半煎至一盏,温服。入枣一枚,姜三片,同煎亦得。如赤痢,更加黑豆二七粒。

痔漏

先君刑部所藏五痔方

予少之时忽患便血,至三十岁后,渐苦翻花内痔之疾,日夕为恼。

及从宦以来，闻有良医，则必访问方药。其说皆以为有血则必有痔，有痔则必有血，往往谓先当医痔，则血自不作。后因随侍先人守官中都，继而先人进登通显。士夫间有以方见赠者，有告以某郡某邑有善医者，即以书屈致，或不惮裹粮往见。大抵各自立说，强此弱彼，究其极至则无非用毒药，或生砒，杂以胆矾、硇砂，或用油煎斑猫、巴豆之属，或用桑柴灰自熬饼药，或用灸法，或以毒药熏洗，或用刀及药线去之，其说率不过此而已。若论其疾生于不便之处，每遇登厕疼痛如割，饮食坐卧不得自如，苟不速以瞑眩之药攻之，何缘有瘳根？若不除，久则成漏，此固然矣。又恐患者恨不能即愈，一旦据听庸医，投以狼虎之药，不特其疾转增痛楚，万一至于穿肠漏血，其害宁小小哉！所以不敢轻信医者之言，必待亲见有此疾者所用何药？及身曾试之有效，方敢用也。先人在中都，予正苦翻花之疾，伏枕呻吟，阅日甚久，虽用朴消、大黄等熏洗，及服应于痔药，如水投石。

忽家间干辨官沈武，经荐清河坊李防御名用和者，以医遭际德寿宫，蒙恩补官，且赐银、绢、鞍马，乃是丞相为中书舍人日行词给诰。至今出入德寿宫，乞折简招之，试令一看。遂禀先人，许之。李防御既至，一见所患，云：限十日医，可便堪乘马出入。予初未深信，姑令用药。虽未免疼痛，三两日而其疼止，是觉急重耳。十日之内，痔果焦枯。但李防御自谓名医，不无索价，缘此，人多不敢轻易见之。渠昔在宣城，特有二子。长曰：李大官人却专令供奴仆之职，只以姓名呼之，仍不时棰挞李官人者，辄赴愬于天府。又哀鸣于邻人马兴嗣，谓：我欲将李防御真方开板散贴临安府四门。马曰：何损于彼？不若借汝裹费，仍归宣城货药，却以此方见惠。李从其说，马既得此真方，即携李防御亲笔药方，一再来见沈干辨。沈遂与之俱来，面授予禀先人，既与月给，又补进义副尉，充号簿官。予既得此方，且亲见李防御手法。自后凡数次疾作，命门僧大师妙庄修制，每用之，即得轻减。乡曲潘宰旧有此疾，其大如拳，亦用是药，半月而愈。此方用药虽简，收功甚速，且不惊人，又不甚疼。

予庆元四年戊午赴郴阳守至郡。五六月其痔再作，且复便血，举室惊忧，郴阳与五岭接境，绝无医药。予谓家人不须忧虑，自有方书。当先服止血药，然后用李医之方择日治之。遂令郴州职医李炳依方辨药，仍教以手法及谕以其间修制曲折。李颇晓解，是日早上至午间及酉后，凡三次傅药，半夜忽痔上黄膏水流，衣被沾湿。当夜更不上药，且教黄水流出，至次早，其痔已消缩一半。理□[1]更上药一二日，缘年高气衰，非少日比，顷岁全不觉痛，今次用药却觉气脉相连，应外肾作疼。予忽省记李防御常说，若是老人用药，应得外肾疼时，令人将手于火上烘热，熨外肾及谷道间。遂用此说，其痛即止。痔既消缩，遂不曾再傅药。若欲医治他人，须是傅药三两日，直候黄水流出渐少，方是痔根恶水出尽，如此则痔头自然焦黑。若膏水正出，便不傅药，其痔无缘断根，须令外科早晚看视。若是虚怯之人，三两日一次用药，自然药性缓慢，直候痔头焦枯方止。予亲试之，已三十余年，是以备谙，今六十有三矣。气血衰弱与二十年前事体不同，但得痔疾不致苦楚足矣，所以不敢深治之也。予谓世间大小方脉皆有方书，独痔疾苦无好方，恐后失记李医方药，病中因详细直书之，以备异日遗忘。今载李氏方于后。庆元五年正月望日[2]，定齐居士书。

水澄膏 此是护肉药方。

郁金　白及

右等分，同为细末。候内痔登厕翻出在外，用温汤洗净，不须坐入，即侧卧床沿上，用新汲水和蜜于盏内，调令稀稠得所，用篦子挑药轻手涂在谷道四边好肉上，只留痔头在外，却用薄纸团转盖在药上，仍用羊毛笔蘸温水涂在连纸上，要纸护定水澄膏，不令四散耳，方觉药干又用温水湿之。后却用枯药。

枯药

好白矾四两　生砒二钱半　朱砂一钱，生研，令十分细

---

[1] □：原作一字厥。大阪本同。北大本未留厥。据文义，此厥疑作"当"字。
[2] 望日：即十五日。此为月圆之日，故曰"望"。

右各研为细末，生将砒安在建盏中，次用白矾末盖之，用火煅令烟绝，其砒尽随烟去，止是借砒气于白矾中。将枯矾取出，研为细末，须是研令十分细可也。先看痔头大小，将所煅白矾末抄在手掌心上，入生朱末少许，二味作一处，以口津唾就掌心调令稀稠得所，用篦子涂在痔上，通遭令遍，日三上。须仔细看痔头颜色，只要色转焦黑，乃是取落之渐。至夜，自有黄膏水流出，以布帛衬之，水尽多为妙，乃是恶毒之水，切勿它疑。至中夜，更上药一遍。至来日依旧上药三次，纵有些小疼痛，不妨。如换药时，用粗碗一只，盛新水或温汤在痔侧，以羊毛笔一管轻手刷洗痔上，去了旧药，却上新药，庶免抬身，仍用护药。此药只是借用砒气，又有朱砂在内，少解砒毒，所以不甚疼痛者，盖非专用毒药也。次用荆芥汤洗之，三二日之后，黄膏水流出将尽，仍看痔头焦黑为度。以篦子敲打痔头，见得渐渐坚硬黑色，却于枯药中增添生朱，减退白矾，自然药力慢缓矣。须用药三两日以后，方可增减。且以日子渐渐取之，庶不惊人。全在用药人看痔头转色增减，厚薄傅药，方是活法。

荆芥汤

荆芥 不拘多少，生，剉

右为粗末。用水三两碗，入瓶内常煎下。如用了，依旧入瓶内，用火煨之，可用三五次。

润肠圆

大黄 湿纸裹煨，剉细　　枳壳 去穰，麸炒　　当归 去芦

右三味等分，细末，蜜圆。每服二三十圆，白汤送下。更量脏腑虚实，多寡服之。缘为已用枯药之后，痔将欲焦枯，粪门急迫，恐大便坚实难出，所以预先服此润肠圆。予以平生禀受，虚弱脏腑，素来不实，不曾服此。却自合松子仁、大麻仁药准备，只要脏腑稀滑耳。

龙石散

龙骨 煅过，去火毒　　香白芷　　好黄丹　　软石膏 煅过，去火毒

右等分，为极细末，干糁疮口上。又须候痔头焦枯落尽，以药收敛疮口。更预先准备些好血竭末，或要止血，或要收敛疮口要用。

双金散

黄连　郁金

右等分，为细末，用蜜水调傅痔头上。虚弱之人，已用枯药痔上，忽有些小疼痛，用此傅之，其痛即定。一方只用脑子末傅，亦可定疼。

国老汤

甘草_{生剉，不拘多少}

右用水一两碗，入瓶中常常煎下，熏洗痔疮。盖缘甘草自是痔药，又解砒毒。若疮口将敛，其痒异常，尤要此药浇洗，温热随意。内侍霍承宣喆夫责居郴州，亦缘久苦内外痔疾，不敢饮酒食面，坐卧痛楚。因见予用此方傅贴有效，来求此方，用之有效。且云果是妙方，全无疼痛。用药之时，坐卧饮食并不相妨，今日专来相谢。今霍承宣量移信州，可询之。庶知此方之妙，李氏方止此。

固荣丹　治或痔大作，下血不止，宜服此药。

代赭石_{火煅通红，醋淬二十一次，焙，净捣罗过，再就乳钵内研极细，秤二两}　五倍子_{麸炒}　诃子_{去核，剉，炒燥}　鹿角胶_{剉，麸炒脆为度}　木贼_{去节，剉，炒，各一两}　当归_{剉，洗净，去芦}　川芎_{用刷牙子洗，剉，炒，各半两}

右为细末，入代赭石末和，水煮糯米粉厚糊为圆如梧桐子大，阴干。每服百圆，米汤下，以止为度。未效，再进。代赭石大治肠风下血痔疾，健脾，缩小便，亦治鼻衄、吐血、尿血；诃子治肠风下血；五倍子治五痔下血不止；当归、川芎治肠风下血。血既多，以此滋血不致枯竭也。鹿角胶固血道，补血虚，或下血未已，急进此药不辍，则自然收敛，不渗失也。肠本无血，血自痔窍中出，乃借路耳。吐血、鼻衄、尿血，横流不摄，当用前诸方随证服之。

乌玉圆　治肠风痔漏。

棕榈　乱头发_{皂角水洗，各二两}　苦楝根_{二两半}　猬皮_{四两}　牛角䚡_{三两，刷洗}　乳香　麝香_{各半两，别研}　猪蹄甲_{后蹄四十九个，洗净}　芝麻　雷丸_{生用，各一两}

右除乳、麝外，用藏瓶或砂合盏，以盐泥固济，周回用火煅烟尽，存性，不可太过，便去火。入乳、麝再研细，用酒打面糊为圆如梧桐子大。空心、食前，胡桃酒下二三十圆。杨氏方名棕榈圆，添不蚀皂角一两半。余用浙东提举司局方，加槐角四两烧灰存性，榼藤子一两二钱半炒，苦楝根减一半，用牛角䚡四两、猪蹄甲只用二十五个，麝香二钱。芝麻、乳香、麝香、雷丸、苦楝根、榼藤子，不烧，外余药各烧灰存性，不用藏瓶，每服五十粒，荆芥茶或温酒、米饮任下。

朴蘖圆 治肠风下血，痔疾。

厚朴一斤，去粗皮　　白术半斤　　麦蘖六两

右为细末，生姜自然汁煮神曲末六两为糊圆如梧桐子大。每服三十圆，茶、酒、白汤任下，不拘时候。

木鳖散 治痔不以内外，洗药。

木鳖去壳，切作片，烂捣　　地骨皮　　紫金皮　　当归去芦　　枳壳各半两　　黑豆三合

右先以豆煮软，水五升，煎至四升，去滓，乘热熏，通手淋洗，可用四次，易之。如身体生疮紫黑，添樟木皮或叶同煎洗。

木槿散 干痔，封疮口。

木槿花八月九日采取，阴干

右为末，傅疮口，其疮自合至妙。此二药乃医家秘方。一方用叶烂研罨痔上，极妙。

必应散 治五种肠风下血。粪前有血，名外痔；粪后有血，名内痔；大肠出，名脱肛；谷道四边有胬[1]肉如乳头，名鼠奶痔；有穴肠出血，名漏。并皆治之。

黄牛角䚡一枚，槌碎　　白蛇蜕一条　　猪牙皂角七挺　　穿山甲一片七十鳞　　猬皮一两

右并剉碎，入砂瓶内，以盐泥封固，候干，先少着火烧令烟出，后用大火煅令通赤为度，取出摊冷，为末。先以胡桃肉一枚分四分，一分

---

[1] 胬：原作"努"，据文义改。

临卧时细研如糊,酒调下便睡,先引出虫。至五更时一服,次日辰时一服,并三钱药末。久患不过三服即效。

落痔膏 治男子、妇人一十三般痔,万不失一。

灰苋灰一斗　纯白炭灰一斗

右各淋取灰汁五升,共一斗,以薄纸数重笘箕内盛了,淋五七度,取酽清灰汁入铛内,煎至一二合。却用风化石灰入细绢罗子内,罗过三五度。临时旋将汁少许,调风化石灰少许,以篦子挑药点痔头,少时拭去。又点,如此数度。如墨色,其痔自焦落。更看落后里面似石榴子内平,便用盐汤洗。不得出风,却用前封疮木槿散。

治痔疾

乳香　乌药　槟榔　密陀僧分两不拘

右件四味,以新水磨傅。

痔药

黄连二两　朴硝一两　杨树自然蛀屑二两

右件同为细末,煎汤,半熏半洗。

洗痔方

茵陈　荆芥　黄芩　枳壳　五倍子　朴硝　赤小豆　木莲[1]

右等分,剉碎。每二两用水三碗,煎熟,滤滓,薰洗。

又方

野苎根一斤　橡斗子壳一升

右共捣碎,用水一斗煮及七分,乘热以盆盛,洗薰患处,候汤温,通手洗之。冷则止。药汤可留,暖用三五次,甚妙。

治大便下血

乌金圆

枳实二两,去穰,麸炒　橘红　生干地黄洗,各一两

---

[1] 木莲:北大本同,大阪本作"木通"。

右为末，淡面糊圆如梧桐子大。每服五十粒，临睡热汤下。

又方 郭士仲传

当归去芦　枳壳去穰，麸炒　地榆　槐花炒令黄色，各一两半　百草霜六两，罗令极细　白矾六两，枯　白梅十二两

右为细末，用白梅浸出酸水，去核，只用净肉捣令极烂，一处和前药圆如梧桐子大。如难圆，用少陈米饮面糊为圆。每服五十圆，空心食前用，米饮送下。加至一百圆以上，无害。

续断圆　治下血不止。

续断三两，水浸洗过，细剉　黄耆二两，蜜水拌　枳壳去穰，麸炒　白僵蚕直者，炒去丝，各一两

右细末，汤化雪糕[1]和为圆如梧桐子大，朱砂、麝香为衣，每服三五十圆，米饮下。大便前有血，食前服；大便后有血，食后服。

黄连圆　治大便下血。

黄连二两，去须　生姜四两，并剉作骰子块

二味同炒香熟，去生姜，只用黄连。醋煮面糊圆如梧桐子大，每服三十圆，食前乌梅汤下。

梅茸圆　补阴阳不足，及一切下血不止。男子、妇人皆可服。

麋茸真好者　鹿茸有血者

右等分，用酥炙，研为细末。用煮熟乌梅取肉，研令烂，入熟面糊少许和，为圆如梧桐子大。每服一百粒，米饮汤下，日二三服。大凡男子便血皆是酒色损耗，气血之过，若用他药而不治其源，必未能速效。要当先养其气，气固则血自不下。须久服此，或要加附子亦不妨，但不可服黄连等，恐损动脾胃，愈无益矣。

又方

鹿茸二两，好嫩者，如常法制

右为细末。用乌梅肉煮软研碎，和前鹿茸末成圆即圆之，不拘乌梅

---

[1] 雪糕：一种用米制作的点心，也可作为主食。

多少。米饮下六七十圆，食前服。

蒲藕圆 治大便下血无时，久不瘥者。高官干珂传。

干地黄_{一两} 当归_{去芦} 黄连_{去须} 石菖蒲

右为细末。用生藕节取汁，同蜜为圆如梧桐子大。每服四五十圆，米饮、熟水任下，食前服。

独连圆

好实黄连三两，净洗，日干，分为三服。一分剉作半寸，入陈米一两，微炒紫黄色；一分亦剉，炒热为度；一分生用。焙为细末，研粟米粥和杵数百下，圆如梧桐子大。每服五十圆，空心陈米饮吞下一服，立效。如急速不及制，只用生黄连为末，依法用之，二服抵一服功。此方治血痢水泻，百发百中。

二姜圆 治脏寒，大便血作。

良姜_{薄切片，炒} 干姜_{炮，洗，刮去皮，各一两} 乌梅肉_{半两}

右为细末，水煮稀陈米搜圆如绿豆大，候干。每服一百粒，食前，温米饮下。

艾附汤

大附子_{二两，炮，去皮、脐，切片} 熟白艾_{一两} 川姜_{七钱，炮，洗}

右㕮咀。每服三钱，水一盏半，煎七分，去滓，食前温服。

归附汤

当归_{半两，去芦} 附子_{一两，炮，去皮、脐}

右㕮咀。每服三钱，水一盏半，生姜五片，煎七分，去滓，食前温服。

沉香汤 失血之后，脾虚人尤宜服。

香附子_{去毛} 白茯苓_{去皮} 缩砂仁 甘草_{炙剉，各一两半} 沉香_{二钱，不见火}

右为细末，入盐汤点服。如煎服，则用姜、枣。

神授散 治大便下血不止。

白鸡冠花 生姜_{去皮}

右等分，同于沙盆内烂研，捻作饼子，焙干，为细末。白汤调下，不拘时服。此方乃赵八节使传。

寿皇御前见一乐人黄瘦，一日忽肥壮，呼来问之。乃云：久患失血，因得此方，遂获安瘥。寿皇面赐此方与嗣秀王，传于大父。

越桃散 治下血及血痢。

越桃栀子也　槐花　青州枣　干姜

右等分，烧存性，为末。每服二钱，食前用陈米饮调下。

柏芷散 治大便下血。

侧柏二两，酒浸，砂器炒，焙干　香白芷

右为细末。每服二钱，米饮调下，不拘时候。

木香诃[1]子散

木香半两，不见火　诃子皮　当归去芦，各一两

右为细末。每服三四钱，用第二米泔[2]一盏，煎至七分，温服之，不拘时候。

二灰散 治下血。

干侧柏略焙，为末，五钱　桐子炭再烧为灰，却为末二钱　烧了棕榈灰存性为末，不可烧作白灰，三钱

右三味打和，用二服糯米饮调下，立止，不拘时候服。

妙应散

橄榄不拘多少，风前晾干，连核于炭火内煅成灰，逐个钳出，碾为细末。每服二钱，空心、食前，用腊茶调下。

山栀散 治鲜血箭出如红线者，一服立效。

拣新老山栀不拘多少，去皮，焙干，研细。若油出成团，即劈开，猛火焙干，手擦细罗取末，瓷器盛。发时，用新汲水调下二钱。忌酒面等毒物三五日。

---

[1]诃：原作"呵"。按说外来药物的译名用"呵"子也不算错，但本书中"诃""呵"二字均有，故统一为通行的药名"诃"。后同不注。
[2]第二米泔：指淘第二次的米泔水，本草中又称"浙二泔"。

楝根散 治便血。王解元良臣传。

木莲 名木馒头，收，阴干　　枳实 去穰，麸炒

右等分，为细末。每服三钱，米饮调服，不拘时候。

治大便下血

槐花 炒　　白矾 枯

右等分，为细末，白面糊为圆如梧桐子大。每服三十圆，米饮吞下，食前服。

肠风脏毒

乌金圆 治肠风脏毒下血不止。

干棕榈　　干姜　　大象斗子　　乌梅

右四味烧灰存性，为细末，入枯了白矾末，五味各等分，面糊为圆如梧桐子大。若粪前有血，即空心服；粪后有血，即食后服。每服四五十圆，米饮下。

倍槐圆 治肠风下血。

五倍子 一分　　槐花 二分　　五灵脂 一分

右为细末，面糊为圆如梧桐子大。每服三十圆，食前米饮下。

硫附盐矾圆 治经年久病，肠风下血。虚弱甚者，一服见效。

附子 一两，炮，去皮、脐，别研，为细末　　绿矾 四两，用瓶子盛，盖之，火煅食顷，候冷取出，入盐一合，硫磺一两，同矾研过，依前入瓶子内，更烧食顷。候冷，取出，再研为极细末

右合和一处，以粟米粥为圆如梧桐子大。每服十圆，空心生地黄汁吞下，温酒、米饮亦得。

神应圆

新柏叶 蒸熟，焙干　　槐花 瓦上炒　　鸡冠花 瓦上焙

右等分，酒煮面糊为圆如梧桐子大。每服三十圆，米饭下，不拘时候。

梅茸圆 治肠风脏毒，经年下血不止者，服之其效累验。

乌梅肉用新瓦熨干　鹿茸火燎去毛，酥炙　鹰爪黄连去须，用米醋一盏炙干

右等分，为细末，酒煮面糊为圆如梧桐子大。每服三十圆，盐酒或米饮汤下，空心、食前服。傅元亢十余年便血，服此药遂愈。不用黄连亦得。

黄连圆 治肠风泻血。

黄耆蜜炙　黄连去须，各等分

右为细末，面糊为圆如梧桐子大。每服二三十圆，食前米饮下。

小豆圆 治肠风脏毒。

赤小豆　好硫磺各一两　附子生用，去皮脐，半钱

右为细末，煮糊为圆如梧桐子大。每服二十圆，空心、食前，醋汤下。

巨胜七宝圆 治一切年深日近肠风下血、痔漏及有头成疮者。

猬皮一枚，烧灰存性　附子一只，炮，去皮、脐　白矾一分，枯　硫磺一分，研　楺藤子三枚，打碎取白瓤　猪牙皂角去皮　皂角刺烧灰存性，各一两

右为细末，研胡桃，内入少酒，面糊为圆如梧桐子大。每服五七圆至十圆，空心酒下。如有头成疮，用朱砂一皂子大，与十数圆同研，水调傅疮上，经旬日自好。

地黄圆 治脏毒。

熟干地黄二两，洗　黄连一两半，去须，瓦上炒　枳壳一两，去瓤，麸炒黄

右为细末，炼蜜圆如梧桐子大。每服五十圆，空心米饮下。

枳壳圆 治脏毒。

枳壳用酸米醋浸三日，铫内炒焦黑存性

右为细末，面糊圆如梧桐子大。每服三十圆，食前米饮下。

枳巴圆 治酒食所伤，遂成痔疾，发则便血。

枳壳去瓤，每两片入巴豆去壳者一粒，合在内，以线扎定，用米醋煮软烂黑色，去巴豆，剉碎，焙干

右为细末，醋煮面糊为圆如梧桐子大。每服三十圆，腊茶汤下，不

拘时候。如疾作服之，不宜多服。

妙应圆 治肠风脏毒。

五倍子

右为细末，酒煮面糊为圆如梧桐子大，每服四十圆，米饮下，食前服。百无所忌。旋搜旋圆，累验，自断根本。

槐花汤 治酒毒便血，经年不效者。

橡斗子一分　槐花一两二味，同炒黄色　白矾一分枯

右为细末，每服二钱，温酒调下，不拘时候。

胶姜理中汤 治腹虚便血。

右用理中汤加黄耆、阿胶、艾、当归煎，食前服。

姜香散 止血有奇功。若肠风脏毒，下血不止者，可服。若是肠脏虚弱则不可服也。专以凉药攻之，必至脾虚，必大下，宜谨之。

干姜　香附子　乌梅各烧灰存性　乌药

右等分，细末，煎乌梅汤调下，不拘时候。

梅姜散 治脏毒泻血不止，妇人血崩漏下。

棕榈　乌梅　干姜各等分，并烧存性

右为细末。每服二钱，米饮调下，不拘时候。

茶调香附散 治肠风脏毒。

香附子不以多少，于木石臼内捣去皮毛，用清水或米泔浸一宿，取出，控干。入无油锅内炒香熟，紫黑色为度，取出去火毒。碾为细末，每服三钱，浓腊茶调下，空心服。

烧梅散[1]　治脏毒。

大白梅　枳壳

右同烧存性，为末，米饮调下，不拘时候。

治肠风下血

莲子肉　杜仲姜制炒去丝　榧子肉　茆花

---

[1] 烧梅散：此方即无用药剂量，亦无每服用量。两校本同。

右等分，为细末，面糊为圆如梧桐子大。每服三十圆，乌梅汤送下，空心服。因伤酒得此疾，用酒送下；心气不足，用米饮送下。如又不止，却用茆根煎汤送下，食前服。

又方

棕榈、茅根各少许，烧灰存性，米饮调下二钱，与前药相间服。

治肠风

二三桑叶灰存性，每服二钱，米饮调下，食前服。更量虚实，如虚羸人不宜服。

治脏毒下血 久远不瘥者。

乌梅肉　生干地黄

右等分，为细末，炼蜜圆如梧桐子大。每服五七十圆，米饮吞下，不拘时候。

又方

右用茶篰箬叶烧成黑灰，研细，入麝香少许，空心米饮调下。

治便血

鹿角胶切成片，用蚌粉炒成珠，研为细末，每服三钱，食前米饮调下。

大小便不通

乳朱圆　治小便不通。

钟乳粉　滑石_{各半两}　朱砂_{二钱半，别研}

右为细末，枣肉为圆如梧桐子大。每服三十圆，灯心汤下，食空服。

瞿麦汤　治小便不通。

苦杖　瞿麦

右等分，为细末。每服半两，水二盏，加灯心三十茎，煎一盏，不拘时候。

参诃散[1]　治体弱大便不通者。

生诃子皮　人参去芦

右等分，为细末。第二粳米泔水调下，不拘时候服。

霹雳煎　治大便久闭不通，不治能闭杀人。

用好北枣一枚去核实，以轻粉用麻皮札定，水二盏煎至一盏，取枣食之，以所煎汤送下。才服毕，即便仍前再作一服。立待通利，如黑弹子大。

大便秘涩

皂角剉细，焙干，为细末。生葱白细切，研熟，将葱和皂角末圆如球子大。捏在脐心中，以手或片帛系定一饭久，未通再换。如脏腑大秘，经日不通者，不过三次。

又方

枳壳三钱，麸炒，橘皮末三钱，甘草二钱，微微炙。并为细末，炼蜜圆如梧桐子大。每服三四十圆，熟水任下，不拘时候。

---

[1] 参诃散：此方原书未出剂量。两校本同。

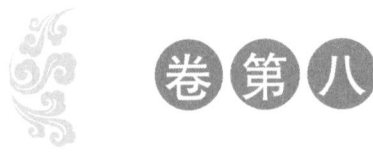

卷第八

脚气

活络丹 治风湿相搏，遂致筋脉拘挛，足胫疼痛，浑身倦怠。

真木瓜去心　牛膝去芦　肉苁蓉　天麻　黄耆蜜炙　大当归去芦，二两

以上六味，用好酒浸三日，取出，焙干。

川附子炮，去皮、脐　虎骨炙黄　川萆薢　没药别，一两[1]　乳香别研，各半两

右为细末，用法酒打面糊圆如梧桐子大。每服五十圆，煎木瓜汤或盐酒下，空心食前服。或用小续命汤下尤妙。

神仙轻脚圆 治脚弱不能久行久立，壮筋骨，延年益气。

远志去心　楮实子炒　巴戟去心　白茯苓去皮　五味子去枝　杜仲剉，姜制炒去丝　舶上茴香炒　菟丝子淘去泥，酒浸一宿，研成饼　覆盆子北地坚实者尤佳　芡实干者，去壳　山茱萸去核，各一两　干山药　肉苁蓉酒洗，去皱皮，切片，焙　宣木瓜去穰，切片，焙　萆薢以上各净秤一两半　牛膝酒浸，剉，再用酒浸一宿，焙干秤二两

右为细末。用北枣肥好不破者二百个，蛇床子四两水煮令熟，去蛇床子，用枣子去皮、核取肉，搜药末杵圆如梧桐子大。每服三十圆或五十圆，温酒空心任下。

思仙续断圆 去寒湿，壮筋骨。

杜仲二两去皮，姜制炒断丝　全蝎去毒　木瓜　五加皮　防风　当归去芦，酒浸　萆薢　天麻酒浸　薏苡仁　续断　白术炒　羌活　牛膝去芦，酒

---

[1]一两：两校本均同。据没药的炮制方法及上下文，疑为"研"之误。

浸　生干地黄洗

右等分，为细末。以好酒三升，化青盐三两，木瓜半斤，去皮、穰，切片，同青盐熬成膏，和圆如梧桐子大。每服三十圆至五十圆，食前温酒、盐汤下。如膏子少，添酒煮面糊。

木瓜圆　除风湿，暖筋脉，壮脚力。

吴茱萸一两，汤泡七次，炒　羌活　青盐　木瓜各半两

右前三味为末。将木瓜开顶去穰，入药在内，以瓦器盛，甑上蒸令烂，入乳钵内细研，圆如梧桐子大。每服三十圆，空心盐汤或盐酒下。

椒龙圆　治一切干湿脚气。

川椒去目及闭口者，炒出汗　地龙去土　草乌头大者，生，去皮、尖　全蝎去毒　防风　防己　赤小豆

右等分，为末，新汲水为圆如梧桐子大。每服十圆至二十圆，冷酒一盏，任下。钟动时[1]服，再睡至天明，吃荆芥腊茶一盏。如初患半年，只一服效；如患一二年者，二服取效；患三年者，五七服可取其效。

萆薢圆　壮筋骨，活血脉，治干湿脚气。

川萆薢　牛膝酒浸，去芦　石菖蒲各四两　天台乌药　薏苡仁各二两

右为细末。雄木瓜一个，当中横切，每段十字切四破，去皮、穰，以无灰酒银石器中用物合定，煮糜烂研成膏和圆。如圆不成，以木瓜酒打面为圆如梧桐子大。每服二三十圆，空心食前，木瓜酒下，或木瓜汤亦得。邢郎中云，一道人货脚气药，大治脚心隐痛，只用乌药、薏苡仁为末，雪糕为圆如梧桐子大，服如前。

香犀圆　专泻腿膝脚气，及风毒在经络，小便闭涩。

犀角屑　羚羊角屑　玳瑁屑　琥珀末　地骨皮　大黄各半两　威灵仙去骨　黄芩各一两　牵牛子五两，炒　芍药二两

右为细末，淡面糊圆如梧桐子大，曝干。每服三十圆加至五十圆，

---

[1]钟动时：即五更时分。据南宋白玉蟾《夜深》诗："夜深欲睡还贪坐，坐到五更钟动时。"

熟水下，不拘时候。

异方黄耆圆 治肾脏风，上攻头目，面虚肿，两耳常鸣，或如风雨；流注脚膝痒痛，注破生疮，脚心隐痛，行履艰难，腿膝腰胯冷疼，四肢无力，小便滑数，并宜服之。

黄耆蜜炙　舶上茴香　川乌头生，去皮、脐　川苦楝　乌药　沙苑白蒺藜　赤小豆此余药如增尤妙　防风去芦　川椒去目、合口，炒出汗　地龙去土　川狼毒　海桐皮　威灵仙　陈皮去白

右等分，为细末，酒煮面糊圆如梧桐子。每服五七十圆，茶、酒任下，早、晚食前各一服。

补泄防劳圆 治干湿脚气，浮肿，筋脉疼痛，行步不得，气冲心腹，不思饮食。能开胸膈，调胃，除风毒。应气弱不敢服泻药者用此。

木香火不见　槟榔　大黄生　大麻仁各十二分　枳壳麸炒，去穰　桂心去穰皮，不见火　草薢各一分　牛膝十分，酒浸　诃子去核　山茱萸去核　芎劳　独活　前胡　羚羊角屑各四分　附子[1]

右为细末，炼蜜为圆如梧桐子大。每服二十圆，空心温酒下，一日一服，微泄为度。

奇应轻脚圆 治缓风湿痹，脚膝顽弱，腰腿疼痛，足胫肿满，或麻木不仁，或生疮不已。应脚气之证不可专服补药，宜用此方。

宣木瓜一个，用竹刀切开顶作盖，剜去穰，入熟艾实之，甑上蒸熟，薄切，焙干　肉苁蓉酒浸一宿，去土　防风去叉、头、芦　牛膝酒浸一宿　金毛狗脊去毛　川草薢　青盐别研　海桐皮各一两　川乌头四两，生用，去皮脐，为末

右为细末，将乌头末酒煮面糊圆如梧桐子大。每服十圆至十五圆，空心温酒或盐汤下。

乳香木瓜圆 治一切脚气疼痛，脚膝缓弱，行步艰难，不能屈伸。服之二料，神效。

宣木瓜一个，开顶去穰　乳香别研　熟艾　茴香淘去沙，炒，各半两　青

---

[1]附子：原书未出剂量。两校本均同。

盐三钱

右四味为细末，入在木瓜内，盖定，便竹钉钉合，用炊饼剂裹定，就蒸令熟，取出，去面不用。于砂钵内捣极细，看干湿得所，用好酒煮面糊圆如梧桐子。每服五十圆，空心米饮下，日进二服。

薏苡仁圆 治腰脚走注疼痛，此是脚气。

薏苡仁 茵芋 白芍药 牛膝去芦 川芎 丹参去芦 防风去芦 独活各半两 熟干地黄三分 侧子一枚 桂心去粗皮，不见火 橘红各一两

右为细末，炼蜜为圆如梧桐子大。每服三四十圆，酒下，食前三服。木瓜汤亦得。

茱萸木瓜圆 治脚气，腿膝疼痛，或肿或不肿。及脚气上冲，步履艰辛者，服之神效。

大宣木瓜一个，去穰，留顶盖，入吴茱萸填满，用竹签定顶盖，入瓷瓯内上甑蒸。候木瓜熟烂，将茱萸研为细末，却将烂木瓜搜和为圆如绿豆大，焙干。每服四五十圆，木瓜汤下，不拘时候。

常服木瓜圆

木瓜干，半斤 乌药二两半 木香半两，不见火

右为细末，酒煮面糊圆如梧桐子。每服三十圆至四五十圆，温酒下，食前、临卧服。

换腿圆 治一切脚气。

当归酒浸，去芦 天南星炮 黄芪蜜炙 防风去芦 石楠叶 续断 薏苡仁 天麻 羌活 金钗石斛酒浸 川萆薢各二两 槟榔 木瓜去穰、皮 牛膝酒浸，去芦，各四两

右为细末，酒煮面糊圆如梧桐子大。每服三十圆至五十圆，空心温酒、盐汤下。

除湿圆 轻健腰脚，治筋骨诸疾及治诸风。

当归酒浸，去芦 防风去芦 川芎 川萆薢 威灵仙 肉桂去粗皮，不见火 杜仲剉，姜制炒去丝 大川乌炮，去皮、脐 藁本 神曲炒 白术炒 附子八钱，炮，去皮、脐 乳香二钱，别研 没药三钱，别研

右为细末，酒煮面糊圆如梧桐子大。每服二十圆，空心温酒或淡醋汤下。

木瓜圆 治脚疼痛。

木瓜去穰　牛膝酒浸一宿，去芦　杜仲剉，姜汁炒去丝　续断　萆薢

右等分，为细末，酒煮面糊为圆如梧桐子大。每服三十圆，温酒或盐汤下，食前服。

又方 专治一切脚腿膝疼痛。王判院泾传。

花木瓜一个，切下顶作盖，去穰　附子一只，炮，去皮、脐，为细末

右将附子末安在木瓜内，再以熟艾实之，将顶盖之，用竹签签定，复以麻线缚之。用米醋不拘多少，于瓷器内煮烂，石器中烂研为膏。却用二三只碗，以匙摊于碗内，自看厚薄得所，连碗覆于笼上，慢火焙，时时以手摸，如不沾手，以匙抄转，依前摊开，勿令面上焦干，恐成块子。如此数次，看干湿得所，方可为圆。空心用温酒送下三五十圆。此方前后屡效。

牛膝木瓜圆

牛膝去芦　肉苁蓉洗去沙，上酒炒　干木瓜　何首乌　绵黄耆蜜炙　天麻

以上六味各五两，除何首乌，别用木臼内捣碎，磨为末，不要铁器，余药用酒一斗浸七日，浸干，焙，为末。

金毛狗脊去毛　川续断　萆薢各一两

右用大木瓜二个，重斤半以下者，切开，留顶去穰，入青盐二两在内，纸裹蒸烂，研成膏，拌前伴药末和圆如梧桐子大。每服三十圆，食□□□[1]二服，温酒、盐汤送下。年老人入黑附子尤佳。此药无毒，平补性温。如木瓜膏子少，添炼蜜少许。

乳香没药圆 治风温相搏，骨节疼痛，腰脚无力。

乳香　没药各二钱半，并别研　川乌炮，去皮、脐　黄耆蜜炙　五灵脂别

---

[1]□□□：原作三字厥。北大本同，大阪本作一字厥。

研　萆薢　熟干地黄洗　当归去芦,酒浸　威灵仙去泥,各半两　木瓜七钱半

右为细末,好醋打面糊为圆如梧桐子大。每服二十圆,食前温酒下。

柏子仁圆　论曰:于此有人臂痛,筋脉挛急,不得屈伸,遇寒尤甚者,由肝虚风邪气留于血脉,客搏于筋,筋得寒则急。又曰:寒凝则血不流,血不流则筋不荣,筋不荣则干急而痛,其脉紧细,宜服此药。

柏子仁去壳,炒　黄耆蜜炙　枳实去穰,麸炒　覆盆子　五味子去枝　附子炮,去皮、脐　白茯苓去皮　金钗石斛去苗,酒炙　酸枣仁汤浸,去皮,别研　鹿茸去毛,酥炙　肉桂去粗皮,不见火　沉香不见火　熟干地黄

右等分,为细末,炼蜜和圆如梧桐子大。每服三十圆,食前温酒下。

鹿茸四斤圆　补气血,壮元阳,强筋骨,除风湿,理腰重脚弱,筋骨酸疼,倦怠无力。常服极妙。

肉苁蓉酒浸一宿,去皱皮　牛膝去芦,酒浸一宿,焙　干木瓜大片,去心　天麻通明者,各二两　鹿茸去毛,酒浸,炙　虎胫骨酥炙令黄　附子炮,去皮、脐,切片再用酒煮令透　杜仲去皮,剉,酒洒炒去丝,勿令焦干　北五味子去枝,研砂,作饼焙　川当归净洗,酒浸一宿,各一两

右为细末,炼蜜为圆如梧桐子大。每服三十圆至六十圆,温酒、盐汤下。脚疼,木瓜汤下。空心食前服。

舒筋圆　治血弱气虚,风湿乘之,筋脉不舒,颈项紧痛,不能转侧,连耳皆痛。

天麻　白附子炮　当归去芦,酒浸　川乌炮,去皮、脐　宣木瓜　防风去芦,各半两　全蝎七个,用姜汁略浸过　乳香别研　没药别研　川椒去目,炒出汗　肉桂去粗皮,各一分

右为细末,酒煮面糊圆如梧桐子大。每服三十圆加至五十圆,黑豆酒下,不拘时候。

神功异宝圆　治年深日近干湿诸般脚气,此乃秘藏之方。

附子大者一只,生,去皮、脐　赤小豆生　雄乌豆生　川独活　青盐别

研 川楝子取肉，炒　破故纸酒浸一宿，炒，各一两　川萆薢　黑牵牛生用，各半两　牛膝七分半，酒浸一宿　川乌二钱半，生，去皮　草乌二钱半，生，去皮　地龙十四条，如前者，去土　舶上茴香七钱半，去土，炒　蝉蜕十四条头尾全者，去土，瓦上焙　蜈蚣赤足者二条，葱带叶裹醋炙　熟艾二两　大木瓜二只，切下顶盖，去子并穰[1]

右将青盐、熟艾拌，入在木瓜内，用顶盖定，蒸十数次，烂为度。研成膏，再入少无灰酒，煮面糊为圆如梧桐子。每服十五圆，十日后加五圆至三十圆止，空心温酒，或熟水下。

四蒸圆　治新旧脚气，不论干湿。男子久服轻身，腿脚有力。

威灵仙　苦葶苈炒　黄耆蜜炙　续断　乌药　松节　苍术米泔浸一宿，去粗皮炒　橘皮去白

右各半两，剉块，用大花木瓜四个，每个可容一两药者，切盖子，去穰，留盖子，令皮厚作瓮子，装药在内，将顶盖合定，入笼床慢火无灰浓酒蒸香熟。日中晒，如是三日，方取诸药焙碾为末。将木瓜研成膏子，圆如梧桐子大。每服五七十圆，加至百圆，盐汤温酒下，空心食前服。脚气痛甚者，入黄连、乳香各半两，服之立效。

五香蠲痛圆　治脚气攻刺，连腹疼痛，大便闭涩。

木香不见火　藿香叶去土　沉香不见火，各一两　麝香三钱，别研　乳香别研　牵牛八两，取二两末

右为细末，滴水为圆如梧桐子大。每服五十圆，熟水吞下，不拘时候。

七宣圆　治脚气之后，脏腑不顺利者。

木香不见火　羌活　枳壳去穰，麸炒　川芎各一两　诃子去核　大黄蒸一次　当归各半两，去芦

右为细末，炼蜜圆如梧桐子大。每服三十圆至五十圆，米饮下，不拘时候。

---

[1] 切下顶盖去子并穰：8字原错互在蝉蜕之下。两校本均同。今据方后制法乙转。

轻脚圆 治风、寒、湿留滞肝肾二经，下部虚，大发则攻筑脐腹俱痛，自汗，恶心，呕吐涎沫，肢体酸削，不进饮食。

宣州木瓜二枚，用竹刀切下盖子，剜去子，却填熟艾令满，以盖子盖了，用竹钉签定，入饭甑内蒸烂，然后以文武火焙干，入后药 肉苁蓉酒浸一宿 牛膝酒浸 萆薢各二两 金毛狗脊去毛净秤 防风去芦、去叉股 海桐皮去粗皮 天麻 全蝎去毒 青盐 川续断各一两 甘草炙 乳香别研 没药别研，各半两

右为细末，用川乌头五两，炮，去皮、脐，为末，酒煮为圆如梧桐子大。每服三十圆，渐加至四五十圆，温酒送下，盐汤亦得，早晚食前各一服。常服壮脚膝，补虚损，下部之疾更不再发。

除湿巡经圆 祛寒治湿，生肾水，轻腰脚，寻痛定疼，一切脚气。

好川椒

右用大木瓜一个，切一顶盖，去子及穰，将椒末实填于内，再以前顶合定，外以纸封缝，于饭上蒸令烂熟。去外皮，将药并木瓜一并研细如膏，圆如梧桐子大，焙干。每服三五十圆，加至七八十圆，空心温酒下，日进三服。

煨肾圆 治五种脚气。张鄂州郏传。

连珠甘遂 木香不见火 桔梗各一两 槟榔一个

右生为末，每服二钱，更量虚实增减。用雄猪石子二只，破开去膜，入药掺在内，外用葱白、汉椒、盐少许，纸裹，煨香熟。五更初细嚼，无灰酒下。天明取下毒物，或鸡子白，或黄，或黑，如鸡冠块子，是积也。或肾藏有积风气及腰背疼，并可服之。如泻下，《病源》即用白粥补之，如吃此药后，并忌诸汤药。切忌有甘草相反也。

承气转精圆 治脚气冲心痛，初用此药下之。只用一服。

木香切，不见火 黑牵牛瓦上炒，半生半熟 甘遂净洗 枳壳各一分，去穰，麸炒 半夏米泔浸一宿，净洗，入姜汁中浸，晒

右同细末，以酒煮面糊圆如梧桐子大。每服二十圆，木瓜数片煎酒送下，二更时服。如病重，壮人一服可增作四五十圆，服后六十日内不得服甘草之药。

趁痛圆 姜子谦传

附子一只，生，去皮、脐，切作片子　　黑牵牛一两

右件炒附子令黄，仍同牵牛罨附子一宿。来日去牵牛，只将附子碾为细末，薄酒面糊圆如梧桐子大。每服三十圆，食前盐汤或酒送下。

蠲毒圆　治脚气。

黑牵牛一斤，炒存性　　白胶香　　破故纸各四两，修事如常　　不蛀皂角三十枚

右将皂角槌碎，滚汤中泡浓汁，以绢滤过，熬成膏，圆上件药。每服三十圆，米饮送下，不拘时候。

补泻圆　治干湿脚气及膝腿无力，行步艰难。

南木香不见火　　川芎　　槟榔　　大麻仁去皮，研如泥　　牛膝去芦，酒浸　　枳壳麸炒，去穰　　大黄各三两　　官桂去粗皮，不见火　　黑附子炮，去皮、脐　　萆薢　　续断　　杜仲去皮，姜制炒去丝　　五加皮　　防风去芦头　　山茱萸各二两　　生犀角屑　　羚羊角屑　　诃子肉各一两

右为细末，次入大麻仁拌，和蜜为圆如梧桐子大。空心、食前，温酒送下三十圆，加至五十圆。忌鱼、面、生果、热物。如常服无忌，神效不可具述。一方不用续断、杜仲、防风、五加皮，却用独活、前胡。

神方脚气圆

橘皮四两，去白　　干生姜二两

右二味，以蜜半斤炼化，去上沫，下药在内熬成膏，可圆即圆如梧桐子大。每服三十圆，姜汤下，不拘时候。

神效木瓜汤　治脚气。

夫气之由，皆因风湿毒气，乘虚攻注下经为病。治之，宜先疏导毒气去体，然后以补肾驱风药调治之。

吴茱萸陈者，以沸汤泡七次，炒，秤四两　　干木瓜细剉，焙干，三两半　　橘叶洗，焙干，四两，切　　大腹子二两，细剉

右四味，各剉如米粒大，拌和。每服秤二钱半重，水二盏，先浸一食久，然后以慢火煎至八分，去滓，澄清汁七分盏，温服。早晚食前、临卧时合一服，日计三服。先服此药约半月余日，却服后牛膝圆。

菟丝子水淘去浮者，曝干，酒浸一宿，去酒蒸一次，砂盆内烂研成膏，作饼，焙　熟干地黄切，焙　薏苡仁各二两　白茯苓去皮　牛膝去芦，酒浸一宿，焙干　五加皮有橄榄香为真，去梗，剉，焙，各二两　肉桂去粗皮，怀干　石楠叶慢火炙，刷去毛　附子炮，去皮、脐　防风去芦，各一两

右为细末。用大木瓜去皮、穰，蒸令糜烂，研膏和搜前药令均，调入木石臼内杵千余下，圆如梧桐子大，焙干，用洁砂瓷器贮之。每日空心及晚食前，用木瓜汤或盐酒吞下三十圆，渐加至五十圆，日进二服。此药专治肾虚，风湿客于经络。毒气每发，则筋骨拘挛，腰脊脚腿肾痛，足心隐痛，不能步立者，服之无不验也。

五倍汤 庆元灵济庵僧惠端化主传

白术炒　羌活　防风去芦　甘草炙　姜黄

右等分，剉如麻豆大。每服三钱，水一大盏，生姜三片，煎至七分，去滓，食前温服。

左经汤　治风湿所搏，肢体沉重。

羌活　前胡　苍术米泔水浸一宿，去皮，炒　人参去芦　白茯苓去皮，各一两　川芎　枳壳麸炒，去穰　桔梗炒　甘草各半两，炙　官桂去粗皮，不见火　附子生，去皮、脐　干木瓜　干姜炮，洗，各一两

右㕮咀。每服二钱半，水一盏半，生姜三片，薄荷两叶，煎至七分，去滓，食前服。

蠲痹汤　治气弱，当风饮啜，风邪客于外，饮湿停于内，风湿内外相搏，体倦舌麻，甚则恶风多汗，头目昏眩，遍身不仁。合肥陶大渊传。

当归去芦，酒浸　羌活　甘草各半两，炙　白术炒　芍药　附子生，去皮、脐，各一两　黄耆蜜炙　防风去芦　姜黄　薏苡仁各三钱

右㕮咀。每服三钱，水两盏，生姜五片，枣子一枚，慢火煎至一盏，取清汁服，不拘时候。

六半汤　治热湿脚气，不能行步。

白芍药一两　甘草半两，炙

右二味，㕮咀。每服秤二钱半，用水一盏，煎至六分，去滓，入无

灰酒少许，再煮数沸，食前热服。

沙节汤 治风毒脚气下注，两腿疼重，淋渫。

橘叶_{皮亦得} 沙木节　木通　羌活　川椒_{各半两}　川乌头_{一分}　葱_{一握}

右为散。水三升，煎至减半，通手淋洗。再暖，可两日用。

双和汤 治脚肿。

以四物汤、小续命汤各一两，合和，每服四钱。水一盏半，姜三片，煎至七分，去滓，食前服。章谥静之节推云，常有人卒患脚肿，服之遂愈。

茱萸汤 治脚气入腹，困闷欲死，腹胀方。_{苏长史方。}

吴茱萸_{六升，汤泡七次，炒}　木瓜_{两颗，切}

右二味，以水一斗三升煮取三升，分三服，相去如人行五里，再进一服。或吐，或利，或大热闷，即瘥。此起死人方。

小风引汤 治中风脚痛虚弱者。_{胡洽名大风引汤。}

独活　白茯苓_{去皮}　人参_{去芦，各三两}　防风_{去芦}　当归　石斛_{各二两}　附子_{一枚，炮，去皮、脐}　大豆_{二升}

右八味，㕮咀。以水九升，酒三升，煮取三升，分四服。每一服，如行人五里间再服。_{胡洽云：南方治脚弱与此别，用半夏、芍药各二两，合十味。本只有八味，减当归、石斛，名小风引汤。《删繁方》无石斛，以疗肉寒、肌变、舌痿、腰疼、脚弱，名曰恶风。}

半夏汤 治脚气上入腹，腹急上冲胸膈，气急欲绝。

半夏_{三升，汤泡七次}　桂心_{八两，去粗皮，不见火}　干姜_{五两，炮}　甘草_炙　人参_{去芦}　细辛　附子_{炮，去皮、脐，各二两}　蜀椒_{二合，炒出汗}

右㕮咀。以水一斗，煮取三升，分为三服。初遂呷，细细服。恐气冲上，格塞不得下。

岠毒汤 治脚弱，风热上入心腹，烦闷欲绝。

半夏_{四两，汤泡七次}　黄耆_{蜜炙}　甘草_炙　当归_{去芦}　人参_{去芦}　厚朴_{去粗皮，姜制炒}　独活　橘皮_{各一两，去白}　枳实_{去瓤，麸炒}　麻黄_{各二两，去}

节　生干地黄洗　芍药各一两　桂心三两，去粗皮，不见火　生姜四两　贝母七枚　大枣二十枚

右十六味，以㕮咀。以水一斗二升，煮取三升六合，分四服。日三服，夜一服。

御府松节汤

松节　苏木　牛膝　川芎　独活　木瓜微炒　羌活　当归去芦，微炒　防风去芦　芍药以上各一两　乳香别研　没药以上各二两半，别研

右为粗末。每服三钱，水二盏，酒半盏，煎至七分，去滓，不拘时候服。

五痹汤　治风痹、寒痹、气痹、湿痹、血痹等五疾。并皮肤顽麻，肌肉酸痛，手足不随，一臂无力，腰脊强硬，筋脉拘急，发热恶风，不时汗出。或饮酒当风，肌肉顽麻，臂痛，举物艰难。绍兴朱藏一丞相前后以钱数千缗，并指使恩泽兴国医樊彦端死得于其子。丞相之子元忠少卿以传余，云：前后治人无一不立验。元忠家一圃人，因夏月大雨中治圃中湿，四肢发热如火，腰膝痛楚如刀刺，直声号叫，祈死不能，投之三服即安。元忠统领淮东军马钱粮，屯军镇江，凡军士及妇人，痛风、寒、湿、血、气痹五者，服之无不效验。前后合此药几千余斤济人，真愈疾万全神方也。

片子姜黄四两　白术四两，春月减半，炒　川羌活二两　甘草一两，炙

右㕮咀。每服三钱，水一盏，生姜十片，煎至七分，去滓，稍熟食前服。

蠲痛汤　治湿痹，腰脚疼痛。

金毛狗脊先用火燎去黄毛令净，剉碎，再炒以香为度　川萆薢剉，微炒　天麻温水洗净，剉，焙　大附子炮，去皮、脐　薏苡仁炒香　酸枣仁汤水浴过，去皮，焙　人参去芦，各二两　杜仲去粗皮，剉，文武火炒丝断为度，各一两半　白术　柏子仁生　甘草炙，各五分　羌活生　川续断去苗焙　当归温水洗净，切片，焙，各一两

右㕮咀。每服四大钱，水一盏半，生姜十片或七片，煎至七分，去

滓，通口服，食前，日进二服。

顺气散 治久有脚气，时上攻冲，往来不定，流传肠胃，转气雷鸣，并皆治之。

槟榔十个　诃子十个，去核，生用　沉香一分，不见火

右㕮咀。作一服，水二碗，入紫苏三十叶，煎至二盏，去滓，作二次服，不拘时候。

虎骨散 治一切风，湿脚疼痛，不可忍者。

虎骨二两，酥炙微赤　羚羊角一两，镑　白芍药二两

右㕮咀。酒五升，春浸五日，夏三日，秋七日，候日足，每取七分盏，食前温服，即再用酒七分盏入药内。如痛未退，再换药，浸酒服之。

乌药散 治中湿头疼，身热腰痛及干脚气。

天台乌药　川莳萝

右二味，各炒黄色，同为细末，温酒下二钱。若干脚气，用苦楝子一个劈破，浆一升，煎至五合，调下，空心服。

芎桂散 治腰脚冷痹风麻，肢节疼痛，不思饮食。

牛膝二两，去苗，酒浸　白茯苓一两，去皮　桂心去粗皮，不见火　川芎　防风去芦　人参去芦　附子炮，去皮、脐　当归去芦，剉，微炒　川乌头炮，去皮、脐，各一两　羌活各三分　甘草一分，炙微赤　白术各半两，炒

右㕮咀。每服三钱，水一盏半，生姜五片，枣子三枚，煎至七分，去滓，不计时候温服。

七圣散 治老人脚膝疼痛，不可履地。

杜仲去皮，剉，姜制炒去丝　续断　萆薢　防风去芦　独活　牛膝去芦，酒浸一宿　甘草炙

右等分，为细末。酒调下二钱，食前服。

续断散 治老人风冷转筋，骨痛。

续断二两　牛膝二两，去芦，酒浸

右为细末。温酒调下二钱，食前服。

槟榔散 治脚气上攻，头面四肢浮肿，上气喘急。

干生姜　紫苏茎叶　陈橘皮_{须久年者，去白}　桔梗_{炒，去芦}

右等分，咬咀。每服三钱，水二盏，煎至八分，去滓，下槟榔末二钱，再煎三数沸，食稍空时服之。徐徐行履，药力过，又进一服。切忌一切咸物，甚有奇验。不过两服，当自见效。

舒筋散 治脚膝疼痛，不能久立。

用自合五积散，每服二钱，水一大盏，生姜三片，枣子一枚，煎至七分，入麝香当门子末少许，食前服之，不过三服。

治脚气淋渫药 固暖去风。

川椒_{半两}　蛇床子_{三两}　紫梢花_{四钱半}　吴茱萸_{一两}　甘松_{一分}　藁本_{半两}　细辛_{一两}

右为粗末，煎汤，熏洗。

附子除湿酒

附子_{一只，炮，去皮、脐，切作片子}　木瓜_{须宣木瓜，干者亦得}　牛膝_{洗净}　杜仲　白术_{纸裹煨，去湿气，切片，各一两}

右为粗末。作一生绢袋，以无灰酒三升浸之，夏三日，春秋五日，冬七日。每日取半盏，和酒半盏，顿热饮之，当留一半酒养药，将服过半，即增酒。

虎骨酒 去风补血益气，壮强脚力。

虎胫骨_{直者}　草薢　仙灵脾　薏苡仁　牛膝　熟干地黄_洗

右等分，细剉。绢袋盛，浸酒二斗，夏日三日，春秋五日，冬七日。取一盏温服，再入一盏，服百日。妇人去牛膝。

治大腿骨内痛熨法

生姜半斤，洗净晒干，入好真麝香一钱半，砂盆内研细，于痛处搽良久，将姜铺于痛处，用棉絮包裹着，熨斗用火些小熨之，移时姜干，疼即住。未熨时先饮酒，两三杯，尤妙。

沉香饮子

沉香_{不见火}　槟榔　香附子_{去毛}　人参_{去芦，各半两}　木香_煨　白豆蔻

仁　甘草炙　青皮去穰　白术炒，各一分

右咬咀。每服三钱，水一大盏，煎七分，去滓服，不拘时候。

木香饮子　治阴气冷积，脏腑胀满，冲心呕逆，及气促膈塞不通，饮食不下，腹胁满痛，小腹顽痞，脚膝冷疼，并皆治之。

木香八分，不见火　吴茱萸汤泡七次，炒　桔梗各六分，炒　大腹子五个　大黄四分　厚朴八分，去粗皮，生姜自然汁浸，慢火炒

右咬咀。每服三钱，水一大盏，入生姜三片，同煎至七分，去滓，食前温服。如人行十里，再服。良久，气通乃瘥。大便秘，可服；大便通，住服。

三建登仙酒　治中风瘫痪，及脚膝软弱，不能行步，顽麻疼痹，及老人、虚人、产妇一切脚气等疾，并宜服之。

牛膝去芦，酒浸　肉苁蓉　当归去芦，酒浸　熟干地黄　天麻生　草薢　杜仲去皮，剉，姜制炒去丝　羌活　独活　附子生，去皮、脐　薏米略炒　肉桂去粗皮，各半两，不见火　防风去芦　川乌头生，去皮、脐　人参去芦　白茯苓去皮　白术麸炒　干木瓜　川椒去目、合口，炒出汗　茴香淘去沙，炒　木香不见火　破故纸炒，各二钱半

右咬咀。以好酒五升，每升三盏浸，春五日，夏三日，秋冬七日。每取酒一盏，汤烫令热，空腹饮之。如空心、日午、临卧服，使酒气熏熏相续，如能饮两盏亦不妨。不能饮者，可作五六日。饮尽，则病自除。如未效，更一料，其病可除矣。此药累用有奇效。

腰痛

磨腰丹史越王方

木香不见火　母丁香不见火　辰砂别研　附子炮，去皮、脐　沉香不见火　藿香去土　干姜炮，洗　陵零香不见火　硫磺　陈橘皮去白　肉桂去粗皮，不见火　吴茱萸汤泡七次，炒，各一两　麝香别研　腻粉各一钱，别研

右为细末，炼蜜为圆如鸡头大。每用时，先以生姜自然汁半盏于铫

内,煎令沸,顿药在盏内,浸少时,以指头揩研令尽,放温,于密室中,令人蘸药腰上摩之,用至十圆,骨健身轻,精华气至,骨体坚实。

定痛圆 治腰疼。

莶蕳 糖球子_生 橘皮_{微炒}

右等分,为细末,酒面糊为圆如梧桐子大。每服三十圆,空心温酒下。

补髓青娥圆

破故纸_{酒浸一宿,以脂麻炒令香} 菟丝子_{淘净,酒浸一宿,烂研成饼,候干,微炙,各四两} 韭子_炒 胡桃_{各一两,别研}

右先将前三味同为细末,炼蜜与胡桃肉同搜和圆如梧桐子大。每服三十圆,空心食前,盐汤、温酒任下。

神效定痛圆 治腰痛不忍,坐立不得。

破故纸_炒 茴香_{淘去沙,炒} 延胡索_{各一两,炒} 黑牵牛_{半两炒}

右为细末,研蒜膏子为圆如梧桐子大。每服二十圆,细嚼,胡桃酒下,空心食前服。

倍力圆 治腰痛。

牛膝_{去芦,酒浸} 羌活_生 巴戟_{去心} 官桂_{去粗皮、怀干} 天麻_{酒浸} 狗脊_{生,去毛} 萆薢_生 杜仲_{去皮,姜汁制炒去丝} 茴香_{淘去沙,炒} 桐皮 附子_{炮,去皮、脐} 川乌_{炮,去皮、脐} 青盐_{各一两,别研} 没药_{别研} 木香_{湿纸裹煨} 防风_{去芦,洗,各半两}

右为细末。用黑牵牛四两微炒,取粉和面同煮糊。圆如梧桐子大。每三十圆,食前盐汤下。

神仙青娥圆_{胡应诚传}

肉苁蓉_洗 川牛膝_{洗去芦} 川萆薢_{各二两} 川椒_{去目} 山茱萸_{取净} 舶上茴香_{各一两}

用好酒浸,春夏三日,秋冬六日,漉出,焙干。

川楝子_{作四片,麸炒,三两} 破故纸_{四两,麸炒} 葫芦巴_{麸炒} 白茯苓_{去皮,各二两} 附子_{一只七钱重者,炮,去皮、脐}

右为细末，用前浸药酒煮面糊为圆如梧桐子大。每服三五十圆，空心盐酒下。服之延年不老，乌髭，治口齿，活血驻颜，大壮筋骨，补虚损，并一切虚劳。如干湿脚气，以木瓜酒下；妇人诸疾血气，煎艾醋汤下。一切小肠气、膀胱疝气并主之。

川韭圆 治气虚腰腿痛，小肠频数，不进饮食。

破故纸不拘多少，略以盐炒，为末，用猪腰子薄切片子，乳钵内研细，去尽筋膜和药，同研得所，圆如梧桐子大。每服五六十圆，温酒送下，食前空心服。若难圆，以酒面糊同圆。更加茴香与破故纸等分，亦得。

左经圆 治筋骨诸疾痛，通荣卫，导经络，专治心、肾、肝三经之疾。服后小便淋沥，乃其验也。

草乌头 内白者，生，去皮、尖　木鳖子 去壳，别研　白胶香 别研　五灵脂 各三钱半，别研　当归 去芦，一两　斑猫 百个，去足、翅，以醋煮熟

右为细末，用黑豆去皮生研，杵粉一斤，醋煮面糊为圆如鸡头大。每服一圆，酒磨下。筋骨疾，但不曾针灸伤经络者，四五圆必效。

宣经圆 治腰疼，兼治经络邪热，疮肿腮肿。

芍药 二两　威灵仙 一两，取草　牵牛 五两，取面

右为细末，淡面糊为圆如梧桐子。米饮送下[1]，不拘时候。

胜金圆 治腰疼。

补骨脂 炒　杜仲 去粗皮，姜制炒去丝　延胡索 炒　牛膝 去芦，酒浸，各一两　当归 去芦，洗，三分

右为细末，酒煮面糊圆如梧桐子大。每服三十圆，细嚼胡桃，酒送，食前服。

憎爱圆 又名忘杖圆。

黑牵牛 炒　延胡索 炒　当归 去芦，各一两　破故纸 一两三分，酒浸一宿，瓦上炒熟

---

[1] 米饮送下：原书未出每服剂量。底本及两校本均同。

右为细末，以独头蒜，湿纸裹煨熟，研为膏子，圆如梧桐子大。每服十圆至十五圆，温酒空心，食前，日进二服。

巴戟散 治肾脏风湿，腰痛，行立不得。

巴戟 去心　萆薢　牛膝 去苗，酒浸　石斛 去根　白茯苓 去皮　桂心 去粗皮，不见火，各三分　附子 一两，炮，去皮、脐　五加皮 半两　防风 去芦，半两

右咬咀。每服四钱，水一盏，煎至五分，次入酒一合，更煎三四沸，去滓，食前温服。

追痛散 治腰疼不可忍。

芸薹子 炒　莞荽子　橘核 取仁，炒

右等分，为细末。每服一大钱，酒一盏，煎至七分，空腹热服，日三服。

神金散 治腰痛。

黑牵牛 四两　延胡索 二两　黄丹 二钱　甘草 一钱

右一处炒，令牵牛裂为度，为细末。温酒调下，食前服一大钱。

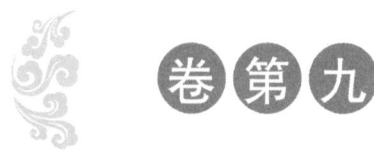

消渴

水葫芦圆 治渴,生津液。

百药煎_{三两} 甘草_{一两半,炙} 白梅肉_{研成膏,搜入众药} 榆柑子 乌梅肉 紫苏子_{微炒} 干葛 麦门冬_{去心,各半两} 诃子_{炮,取肉} 人参各_{一两,去芦}

右为细末,用好黄蜡镕去滓,将上件药末火上和圆如樱桃大。每服一圆,含化。

清中圆 治渴有奇功。

宣连_{不以多少,剉,以好酒浸过一指许,约一伏时,滤出,焙干}

右为细末,用醋糊为圆如梧桐子。熟汤下三五十圆,不拘时候。

清心圆 治消渴。

密陀僧_{二两} 黄连_{一两}

右为细末,汤泡蒸饼为圆如梧桐子大。浓煎茄根、空茧汤,下五圆至十圆,或三十圆止,临卧觉恶心住服。

滋渴汤_{赵显学传}

绵黄耆_{一两,生} 人参_{去芦} 干生姜 麦门冬_{去心} 乌梅肉 甘草_{各半两,炙}

右切成片子。每服一两,用水两碗,煎一碗许,才遇渴时暖一半,以一半冷者和之,作熟水饮。若脾泄人,加草果半两。

加料乐令黄耆汤

用《局方》乐令黄耆汤合下一料,如方煎服,只用多采枸棘。《本草》云:大治上焦热,根、叶、花、枝皆可。用每斤缚作一小把,用水一碗煎取一半，却用煎下枸棘汁煎上件药。妇人只煎当归建中汤下亦得。

竹龙散 治渴大效。

五灵脂　黑豆生，去皮

右等分，为细末。每服二钱，冬瓜煎汤调下，瓜叶子皆可，一日两服。小渴者只一服，瘥。渴止之后，宜服八味圆，仍以五味子代附子。沈存中载于《灵苑方》，得效者甚多。顷同官有渴者，饮水无数，日食蔗二十条与之，两服，遂不饮水，不食蔗矣。

解渴饮子 生津液，除烦躁，止渴。

人参去芦　绵黄耆蜜炙　麦门冬去心　干葛有粉者　枇杷叶刷去毛，蜜炙　生木瓜去皮，各二两　甘草一两半，炙　乌梅肉　生姜各半两

右件细剉。用水约斗余，银石锅内煮百十沸，候欲饮时，温半盏许，自在饮之，须食后服。

吐血旧白字

蒲黄散 治卒吐血不止。

用蒲黄一钱，煎汤调下，服之立止。

灵脂散 治吐血不止。

用吊藤半两，没药半两，五灵脂一两，捣罗为末。每服一钱，温酒调下，不拘时候。

又方 治吐血至一斗者。

大小蓟不拘多少，生研取浓汁，调白及末二钱，不过三服止。

又方

糯米二合，洗净煮粥，入阿胶一片，小者二片，生姜少许，待温，入人参末半钱，搅和服，不拘时候。

又方

甘草三两，白矾二两，并生用，同捣细，作一服。以酒一升，童子小便半升，一处煎至一大盏，放温，徐徐服尽。

又方

藕节十个　青薄荷如无，干者亦得　生地黄无生者，则用生干地黄代之

右等分，砂盆内研取汁一盏，分作两服。并吃二服，如未止，再依前作二服。

又方

热艾三鸡子大，水三盏，煮一盏，顿服。

又方

灯心灯上烧灰为末，温水调下一盏，食后服。

治咯血

侧柏叶五两，水五盏，煎至三盏，分作三服。

六乙散　治咯血发寒热。

黄耆六两，炙　甘草一两，炙

右为细末，如常点服，不拘早晚。干吃亦得。

血妄行旧白字

应圣圆　调荣卫，敛血归气，专止大腑失血，神效。

阿胶蛤粉炒　熟干地黄　黄耆酒蒸，各七两　地榆寸剉，炒焦　木贼存性烧　槐花炒　五倍子烧存性　卷柏炒　棕榈煅存性　蒲黄隔纸炒令色变　艾叶炒　人参去芦　鸡冠花烧存性，各半两　赤石脂一分，煅

右为细末，炼蜜和圆如梧桐子大。每服四十圆，空心米饮下。

黑圣散　治吐血过多，伤酒食饱，低头掬损，呕血不止，并血妄行，口鼻中俱出。但声未失者。投之无不见效。

百草霜不拘多少，研罗为细末。吐血、便血，用糯米饮调下一二钱，立效。鼻衄，搐一字入鼻中，立瘥。皮肉破处及灸疮出血，百般用药不止者，掺半钱或一字，立止。

顺气散　顺血，令有所归。

四物汤如法煎，调真蒲黄末二钱，不拘时候服。如上膈虚热壅满，

更煎苏子降气汤服之。

固经散 治鼻涕脓血者。

夜明螺亦名蜓蜉，螺壳大扁者，火煅存性

右为细末，用二钱，降真末半钱同和，临时用脑、麝些小，以纸撚点药入鼻中，每一番用纸撚，一番换药，一日三次，仍间服金沸草散[1]。

又方

皂角刺紫嫩者，以白瓷器锋刮下，不得用铁器，但取刺尖处皮两寸许，不见火，怀干，不拘多少，以多为上。但拣紫皮刮净，秤作二两，磨成末，用乳香一两，麝香、脑子各用少许，同为细末。用无灰酒调下，每服二钱许，食后服，日进三服。与前方相间用之。

止血散 治鼻中脓血，非衄血。

千叶石榴花为细末，吹鼻中立愈。

又方

用葱连白炒，贴脚心。及将朴硝与生地黄研细，用纸贴脚腕立止。

治血妄行吐血

熟干地黄洗去土，焙干，为细末，用好真京墨，新汲水磨半盏许，分作二服，调地黄末服之。

鼻衄旧白字

神功散

用白及一味为细末，雪水调令稀稠得所，涂遍鼻上，频用雪块熨药上，无雪只用冷水扫。仍用掠头子于发际紧系，如妇人无掠头子，止用头须相接亦得，其效如神。

---

[1] 金沸草散：本书未收此方。方见《和剂局方》卷2，由旋覆花、麻黄、前胡、荆芥穗、甘草、半夏、赤芍药7味组成。

又方

香白芷_{太平州者尤佳}

右为细末，用茅花煎汤下，无花取根用。

又方

用纸捻蘸清麻油于鼻中，搐之数遍。

又方

用黑锡丹以枣汤任下，面青身冷虚弱人方可服。须仔细用之。

水肿_{旧白字}

通气圆 治脾肾气虚，肾水流溢，四肢作肿，面目虚浮，腰脚肿胀，游走不定，小便赤涩，大便秘结，胀满气痞，脚膝无力，食少倦怠，渐成水证。

附子_{大者一只，生，去皮、脐，切成薄片子} 大蒜头_{五枚，剥去皮苗，槌令碎} 赤小豆_{拣净，五两}

以上三味，同于砂锅内，用水五升，慢火煮干为度。先用水三升煮，渐添至五升，只取附子，焙干为末，余药不用。

白花商陆根_{半两} 南木香_{三钱，不见火} 沉香_{二钱，不见火} 车前子_{二钱半，略炒}

右同附子为细末，用薏苡仁末水煮作糊为圆如梧桐子大。每服四五十圆，薏苡仁煎汤下，空心食前，日进三两服。病甚者，日进五服不妨，其效如神。

余粮白术圆 专治男子、妇人气血虚损，头面四肢浮肿。

白术_炒 木香_{湿纸裹煨} 白豆蔻_{面裹煨} 干姜_{炮，洗} 茴香_{淘去沙，炒} 白蒺藜_{去刺} 肉桂_{去粗皮，不见火} 京三棱_炮 川芎 附子_{炮，去皮、脐} 青皮_{去瓤} 牛膝_{去芦，酒浸} 白茯苓_{去皮} 羌活 蓬莪术_炮 当归_{去芦，洗净，酒浸，焙干，各半两} 蛇含石_{火煅，醋焠三次，别碎研} 禹余粮石_{火煅，醋焠三两次，各三两，别研} 针砂_{五两，火煅醋焠三四次，别研}

右为细末，水泡蒸饼作糊搜和，杵千余下，圆如梧桐子大。每服五十圆，温酒下，白汤亦得，空心食前服。

橘姜圆 治肿胀。此药不泻，不利小便，只泄气，自退。须服半月日间，方见功效。

蓬莪术炮　生姜　青橘皮去穰

右等分，用好醋煮令烂，只取青皮一味为末，煮粟米粥为圆如梧桐子大。每服五十圆，食前淡姜汤吞下，茶酒亦得。

内消圆 通水道。

焰消一两　胡椒四十九粒　虢丹一字

右为细末，饭为圆如梧桐子大。每服十五圆至二十圆，止用滑石、木通煎汤送下，欲使之通水道也。

狼毒圆 治腹胀水肿等疾。

雄黄生　狼毒[1]　肉桂去粗皮，不见火，四钱　大附子炮，去皮、脐　汉椒去目，炒出汗　干漆炒烟绝　甘遂生用，各一两二钱　当归半两，去芦　芫花醋炒　川大黄生　槟榔生用，各一两半　大戟生　桃仁连皮，炒　茱萸生　厚朴去皮，姜制　干姜炮，洗　枳壳生，去穰　犀角生用，各一两　鳖甲炙　银州柴胡生用，各一两四钱

右为细末，炼蜜为圆如梧桐子大。每服十圆，温汤下。

椒巴圆 治十水气。

胡椒二百粒　巴豆十粒，去皮膜、心，用竹纸十余重出油尽，频频换纸，油尽为度

右为细末，醋煮面糊为圆如绿豆大。每服一圆，食后淡姜汤下，实者二服，虚者一服，以小便频数为效。一两月不妨忌食盐物、淹藏之类，大忌湿面。

沉香散 疗胀满喘急，眠睡不得。

沉香不见火　木香不见火　枳壳麸炒，去穰，各半两　萝卜子一两，炒

---

[1] 雄黄、狼毒：此二味药原书未出剂量。两校本均同。

右为㕮咀。每服二钱,水一盏半,生姜五片,煎七分,去滓服,不拘时候。

羌活散 治一切腹胀急。

羌活　萝卜子

右各一两,剉,同炒香,为粗末。分作三服,每服水二盏,入藿香七叶,大蒜三茎切碎,同煎八分,去滓,腹空时连进三服,以泄气为度。后服半硫圆调补,更合硫磺、黑锡药常服,以压虚气,所以不用黑锡丹,为有导气药故也。

快气消块[1]散 去积,除痃癖气块,肿硬,疼痛,噎塞,服之立效。

陈皮去白,炒　京三棱切片,酒浸一宿　石菖蒲节密者　益智大者,剪破尖,用麦麸炒令黄色,去麸,各一两　北细辛真者去叶、土,一两净　蓬莪术炮　青木香　吴茱萸汤泡七次,炒,各三钱

右为细末。每服二大钱,水一盏半,煎至八分,空心温服,日进三服。

治水气

绿豆三合　商陆半斤

右同煮,候豆熟为度,只吃豆尽,从小便出,此方甚妙,不拘时候。

淋沥

箬灰散 治淋如神。

箬叶一两,烧灰存性　滑石半两,别研

右为细末,入麻油数点,腊茶汤调下,不拘时候。

瞿麦散 治心脏积热,小便赤涩,及一切五淋沙石,溺血,痛不

---

[1] 块:原作"魂",据目录改。

可忍。

瞿麦　葵子　滑石别研　木通去皮　防风去芦　夏枯草　生干地黄细剉，熟炒，各一两　甘草半两，炙

右为散子。每服二钱，水一盏，用灯心一小束，葱三寸，同煎六分，不计时候，温服。甚者不过三服。

又方　治小便淋沥，小腹胀痛。

滑石末一两，用斑猫十四枚，去头、足、翅，同滑石炒。去斑猫不用，将滑石末用生葱研汁，圆如梧桐子大。每服七圆，用麝香汤送下，空心食前服。

木通散　治脚气，服补药太多，淋闭腹胀。

当归去芦　栀子仁　芍药　甘草炙，或生用亦得　赤茯苓去皮　木通去皮

右等分，为散子。每服三钱，水一大盏，煎至七分，去滓，不拘时候服。

治冷淋

乳香内白石研细，温酒下，食前服。

小便闭涩

真琥珀不拘多少，为细末，灯心枣汤下，食前服。

八味圆　见《局方》。老人及虚弱人小便不通，当服。

八味圆之属，不宜服凉心经疏导之药，暑月多误以为伏热，尤宜详审。

积滞旧白字

软红圆

每用巴豆七粒，以黄连三块如巴豆大，同煮一沸，去黄连，取出巴豆，去壳，剥去心膜，用纸裹，于瓦上捍去油十分，净成霜。用虢丹一钱，先将巴豆在乳钵内，旋入些小虢丹，同巴豆研细，方入尽虢丹再

研。须研令极细如粉，不尔药不均，恐服时紧慢无准也。然后以黄蜡如拇指大者一块，稍多不妨，就茶盏内镕开，拨去黑滓令净。方以研了巴豆、虢丹旋入搅和，火上再煮，频搅令均，候黄丹微赤色，取出捻作铤子，收起。旋圆如绿豆大，每服一粒至三粒，温陈米饮下，不拘时候。如药收多时坚硬，即于火上烘动圆之。

皂香圆 磨积，快脾气。

五灵脂别研 青皮去瓤，各四两 巴豆去油，别研 杏仁去皮、尖，各八十一粒 丁香不见火 木香不见火 沉香不见火 胡椒各一分 安息香一钱，别研 槟榔二个 肉豆蔻面裹煨 干姜炮，洗，各一两

右为细末，水煮面糊为圆如梧桐子大。每服二圆，姜汤任下。血气，菖蒲汤下。

丁香内化圆 治食积腹痛，兼治冷痢。

巴豆一两，去壳，针穿，灯焰上烧存性 乌梅二两，去壳 丁香三两，不见火 缩砂仁四两，去皮 胡椒五两

右为细末，用陈米饮搜和杵千余下，圆如小梧桐子大。每服七粒，温水下，不拘时候。

眼目 旧白字

清明丹 明目，补肝清胆，还元固本，退翳障[1]黑花，睹物茫茫之疾，升降上热下冷，有奇功。

好猪肝一具，先用好醋浸半日，尽去瘀血、皮膜，用竹刀切作片，研令极细 木贼草炒 川羌活鞭节者 苍术米泔浸一宿，再炒 当归去芦，酒浸 远志去心 甘菊花各一两 荆芥穗 枸杞子去节，酒浸 川乌头炮，去皮、脐 防风去芦 车前子炒 旋覆花去枝 地肤子炒 白芷 黄芩 玄参 人参去芦 海螵蛸炙，去壳 雄小黑豆炒，去壳，各一两 白茯苓一两二钱，去皮

---

[1] 障：北大本同，大阪本作"瘴"。此字当作"障"。

川芎　甘草炙,各二两　麦门冬二两半,去心　苦胡麻仁　蝉蜕去土　草决明子炒　荠菜子春收者,各半两

右为细末。用前猪肝为圆如弹子大,如肝少,入蜜。每服一圆,食后,荆芥茶汤下。

八味圆　补肝肾,明眼目。

牛膝去芦,酒浸一宿　当归去芦,酒浸一宿　菟丝子洗净,酒浸三宿,研成饼　地骨皮去土　远志汤泡,去心　石菖蒲九节者,去毛　绵黄耆蜜炙　熟干地黄去土

右等分,为细末,酒煮山药糊为圆如梧桐子大。每服五十圆,空心盐汤送下。

菟丝子圆　治眼暴赤,退肿,除冷泪,止痛。

菟丝子洗净,酒浸,烂研成饼　车前子微炒　香白芷　细辛各一两　人参半两,去芦　麝香一两,别研

右为细末,炼蜜为圆如梧桐子大。每服三十圆,不拘时候,日进三服。

夜光圆　治男子肝肾风虚,目多昏痛,时有黑花,当风有泪,羞明怕日,翳膜障遮,视物不明。久服补肝明目,发白再黑,强志爽神。此药神效,不可尽述。

菊花　熟干地黄各一斤四两　川椒一十二两,去目,微炒

右为细末,炼蜜为圆如梧桐子大。每服三十圆,空心,日午盐汤下。忌食动风等物。

还睛圆

川芎　荆芥　防风去芦　白茯苓去皮　青葙子淘去土　白术炒　菟丝子淘去土,酒浸三宿,研成饼　蔓荆子去土　羌活去芦　覆盆子去萼

右等分,为细末,炼蜜为圆如梧桐子大。每服三十圆,食后麦门冬汤下。

生地黄煎　补肝明目。

生地黄洗净　枸杞子去梗　五味子去梗

右等分，不犯铜铁器，捣为细末，炼蜜圆如梧桐子大。每服七十圆，食前盐酒、盐汤、米饮任下。

菊花散 治男子、妇人风毒气毒，翳膜遮障，羞明怕日，倒睫多泪，缘眶赤烂，及治妇人血风攻疰，及暴赤眼肿痛。但是一切眼疾，及小儿肤疮，热毒入眼生翳膜。

菊花一行十二两，去梗　荆芥穗　旋覆花去梗，各一十四两　甘草四两，炙
决明子炒　木贼　苍术各一十一两，米泔浸一宿，去粗皮，炒　枸杞子六两

右为细末，每服一钱半，清米泔水，或薄荷蜜汤调下，食后服之。

治目疾不能视物

威灵仙　仙灵脾各等分

右为细末，茶调下，食后服。

治两目清盲

腊月黄牛胆入黑豆，不拘多少，须拣十分圆者。经一百日取出豆，去胆不用。每服豆四十九粒，食后白汤咽下。

七奇汤 洗眼目。妇人患眼可煎服，却用滓再煎汤洗之。

生干地黄洗　川芎　白芍药　当归洗，各一两，并生用　甘草　鹰爪黄连　秦皮各三钱，并生用

右为粗末，每服患重者五钱，轻者三钱，水七分碗，煎至半碗，先熏眼，候温去滓洗。再温再洗目，五七次别换。

三神汤 治肝肾俱虚，虚热上冲，眼目隐涩，或生翳膜。侵睛迎风有泪，视远无力，及眼暴赤肿，目睛疼痛，热泪如汤者，宜用之。

川黄连去须，一两　川当归去芦，洗净，半两　杏仁去皮尖，一分，不见火

右㕮咀。每用三钱，以软净生绢片包，线系定，银盏盛水半盏，重汤煮，令水减三分之一，候冷，时时以药包蘸药汁洗眼。入眼中，渐渐化翳膜成泪消去。每次煎可用三五日，每用毕，须以净物密盖，勿为尘垢入药。

治眼赤疼

秦皮　甘草　黄柏皮　黄连

右等分，为粗末。入砂糖一块如弹子大，用水二碗，煎至一碗，去滓，乘热洗眼。候冷再煎，再滤洗之，如此可用五度，奇妙。

圣效散 洗眼。

炉甘石一两火煅　黄连半两　海螵蛸四两，水浸七日，每日换水　青盐别研　白矾枯　虢丹水飞　轻粉

右研极细末。每用一字，汤泡洗眼，点亦得。

治暴赤眼

宣连三两，去须　砂糖二十文　当归去芦　赤芍药各二两

右为细末，绵裹药五钱，入水一盏半，蒸顿令浓，别用小绵球蘸洗赤处，候口苦为度。少时再顿令热，如前法洗之。

治赤眼

铜青十五文　地龙十文

右用水两碗，煎至一碗，白器内澄清，每用半盏，温过洗之。又眼赤，则用消风散搐鼻，左搐左鼻，右搐右鼻。

又方

用好干姜汤浸洗之，奇效。

治烂眶风眼

铜青　白垩

右等分，细研。每用一钱许，滚汤泡，澄取清汁洗，每服可洗三次。

羌活膏

羌活　芙蓉叶　黑豆　面　黄皮根子

右等分，为细末，生水调，用青皂纱贴之。

金线膏 治风毒气赤眼，一两日见效，及翳膜遮障，红赤瘀肉，一月日洗下。

黄丹二两，用银铫内炒紫色为度，倾在净地上令冷　朴硝半两，研　白砂蜜四两，与炒了黄丹一处于银石器内熬熟，一头放冷，用新绵子，用两重滤去汁，其滓再熬成膏，用净瓶内盛

右每用一皂子大，于净器中熟汤化开，先将药熏眼，候汤温洗眼十余遍了，便睡。药且留用三五次。功效不可具述。

点眼方
黄连二两，研极细　黄丹一钱，极细　蜜七两

右用银杯盛在重汤中，以文武火同煎成膏，箸挑放水中，点成珠，方取出。候温，将密绢两重滤过用，或点，或泡汤熏洗。如眼昏涩障翳，亦可去。

又方
用黄连、当归各半两，温水一二次洗，去泥令极净，然后用铜刀切片，竹刀亦得。以水一大碗，银铜器内煎。如水干未浓，再添少水。觉汁浓，去滓，只将汁再熬成膏。每用铜箸点眼，点时须仰面，令人点，觉口中有苦味，方是药透，却以盐汤漱口。此药退赤脉，日日点之，久而目明睛黑，方知效验。

玉龙膏
治诸风毒，眼赤涩，眵泪隐痛，或生瘀肉翳膜，悉皆治之。

蕤仁四十个，去皮　杏仁七个，去皮、尖

以上二味，同研如膏，摊在瓷碗内，用熟艾如鸡子大，烧烟熏令如粟米色，取下细研。

硼砂透明者，黑豆大　滴乳香黑豆大　牙硝黑豆大　轻粉一大钱　脑麝各少许

右同研，入白蜜少许，研为膏，用瓷合盛，每点半粟米许。

一轮雪
治暴赤眼，肿胀疼痛不可忍者，一点立效。

朴硝一两，用热汤泡开，用皮纸滤过，在建盏内火上煅，水干，括出朴硝，入脑子少许，研细，瓦器藏之。每用一绿豆许点之。

治障眼
虎骨二钱半　孕妇手甲十枚，怀干

右为细末，点之。如见物，则不用再点。

治烂弦风眼
覆盆子

右件取叶按碎，以汁滴眼中，即有虫出。

治乍赤眼

用萝卜如鸭子大，去中肉，却用黄连一十文为粗末，同取下萝卜肉，再入萝卜内，以湿纸裹之，灰火煨熟，去纸取汁，点眼极妙。

治眼白赤

郁金　熖硝

右各少许，研细，搐鼻中，热泪出即愈。

耳疾 旧白字

穿珠圆　治上壅耳聋。

石菖蒲 节密者，去毛，半两　麝香 半钱

右为细末，溶黄蜡半两，和为块，每用小石莲大，中间以大针穿窍，夜间安两耳内，日间取去。

红绵散　治聤耳出脓，奇效。

白矾 不拘多少，枯

右每用一钱，入胭脂一字，麝香少许，再同研和，先以小杖子绵缠缴去耳内脓水尽，别用绵杖引药入耳，或用葱管吹入亦可。如壮盛人，积热上攻，耳出脓水，不能瘥者，用凉药泻之即愈。

治耳聋[1]

用绵裹甘遂塞耳中，便嚼甘草，少时拨去甘遂，气自通快。盖甘遂、甘草相及故也，切不可二物同嚼之。

治耳聋多年不听者

浮石不以多少，火煅通红，取出，用纸一张，盛药于地上出火毒一伏时。研细，每服二钱，米饮下，食后日三服。近年者，十余日渐听；远年深者，月余见效。

---

[1] 治耳聋：此后原有"旧白字"三字。此并非标题，不当为白字。今据北大本删。

治耳鸣

生川乌头尖　雄黄

右为细末，用绵裹塞耳内。

又方

葱管入地龙末，塞耳内。

治耳聋

不问年深日近，取小鼠胆，令人侧卧，沥胆入耳中，须更胆汁透下。初益聋，半日方可。虽三十年者亦瘥。

牙齿 旧白字

异香丹　治劳心思虑过度，胃中客热上攻，口气齿䘌，时时血出，牙齿浮动，或疼痛不能咀嚼饮食，并宜服之。

白芷　藿香叶 新者，净洗　零零香叶　木香 不见火　桂花 不见火　香附子 去毛，净洗　甘松 净洗　丁香 不见火　鸡心槟榔　白豆蔻仁 各一两　榆柑干 三钱，去核　当归 去芦，洗净，酒浸一宿，焙干，用半钱，净

右为细末，用甘草膏子为圆如小鸡头大。每服一粒含化，七日后口有异香，面色光泽。久服，身体皆香，行步轻健。

又方

甘草不拘多少炙黄，碾为细末，炼蜜为圆如鸡头大，每服一粒含化。

红娘圆　治虫牙。净智庄大师传。

红娘子　福矾 枯　全蝎　真石灰

右等分，先将饼药于盏内火上煎，候微沸，即投石灰。次投诸药末便圆，微干。看虫花大小，圆以绵包安患处。

香乌圆　治风蛀牙疼不可忍者。

透明乳香　川乌头尖

右等分，滴水为圆如梧桐子大，安在蛀牙窍子内噙定，须是食顷涎

多吐出，温水漱口。如无窍子，旋用药末擦傅牙缝噤定，食顷涎多吐出，温水漱口。如此用药三二次即愈。

拈痛圆 治蛀孔。

龙骨　乳香　血竭　生附子尖　蝎梢各等分

右研细末，水圆成块，塞蛀孔中。

鹤膝汤 治牙疼。

鼓椎草又名鹤膝草

右件煎汤，灌漱即妙。

苍耳汤

苍耳根

右件浓煎汤，热漱，一碗以下，便定。或用五积散，入麝香少许，同煎服亦可。

升麻细辛汤 治风牙疼。

升麻　荆芥穗　防风去芦，各半两　细辛一两，去土

右为粗末，每服四钱，水一盏半，煎至一盏，去滓，热服漱，令冷吐之。为细末揩齿，良久吐出，温盐汤漱之，亦得。

竹叶汤 治齿䘌。

苦竹叶

右不拘多少，浓煎汤漱之。

大牢牙散 治齿痛及血出，齿疏肉烂，恶气齿脱，用药再生，疏者则密，有虫则消。兼通肾气，亦治缠喉风、小儿走马疳。

白矾枯　百药煎炒　干姜炮，洗　荜茇各一两　草乌炒　川乌炒　地骨皮　缩砂各半两

右为细末，每服用揩牙，少顷，温水或盐汤漱口。忌咸酸炸酱。每日食后及早晚使，尤妙。

坚牙散 治一切风牙、疳牙，小儿亦可用。

升麻　露蜂房炙　细辛　高良姜　猪牙皂角　草乌头炮　香白芷　木律炒，各一两　荜茇　胡椒各二两　半夏半两，汤泡七次

右为细末，每用半钱，手点揩牙，温汤漱。如痛多者，用姜钱点揩。

失笑散 治牙疼。

荜拨　地龙去土　天南星　川乌头　胡椒

右等分，为细末。先用刷牙，灌漱牙净，用药干傅痛处，随手见效。

立应散 大治齿痛。

草乌头一个，拣光净极大者，去皮、脐，生用　香白芷一两

右为细末，每日两次擦。如有热涎吐之，少时用温水漱，痛自定。

玉池散 治风虫牙疼，痛痒宣露，动摇血出，烦闷口气。每服以手揩牙肿处，良久漱咽，无妨。如大段为梗者，亦可用。

地骨皮　香白芷　川升麻　防风　细辛　槐花　川芎　当归　藁本　甘草

右等分，为细末。每服三大钱，水二盏，入黑豆半合，生姜三片，同煎至一盏半，和滓随宜漱之。

青盐散 治牙齿疼痛，时时浮动。

蝎梢　胡椒各一钱　干姜二钱　青盐一钱，别研

右为细末，入瓷合内，旋旋搵揩齿间，良久盐汤漱之。

全蝎散 治牙疼甚妙。壮盛人方可用之。惠斋传。

脑子[1]　血竭　南鹏砂　乳香　全蝎

右等分，为细末，揩之。

香芥散 治风牙疼不可忍者。

荆芥穗　香附子去毛

右等分，为粗末。每服五钱，水一碗，煎至半碗，去滓，频频嗽之。

炙皂散 治风牙疼。

---

[1] 脑子：即龙脑香。现在又称冰片，有人工合成者。

不蚛皂角一斤，去皮　生地黄二斤，取汁　生姜二斤，去皮，取自然汁

右以皂角蘸汁，慢火炙尽为度，每日早晨以牙刷刷皂角浓汁出，揩牙，旬日后，更无一切齿疾。

养源散

熟干地黄三两，剉　破故纸二两　青盐一两，别研

右先将地黄炒令焦，次入破故纸同炒，令爆声定，却入青盐同炒，碾为细末。临睡揩牙，早晨用亦得。

乌石散

草乌　升麻各十文　寒水石十文，银锅内煅通红　细辛十五文　蔓荆子五文

右为细末，揩牙少时，以温盐汤漱之。

姜黄散　治牙痛不可忍者。

姜黄　细辛　白芷

右等分，为细末。并擦两三次，盐汤漱之，立效。政和八年胡长文给事之父牙疼不可忍，面肿。偶无姜黄，检《本草》云，川芎亦治牙疼，遂以代之，坐间便见肿消痛止，后用川芎代之亦验。

香椒散　治牙疼。

草乌头生，去皮、尖，取白者用　胡椒　乳香别研　蝎梢不去毒

右等分，为细末。每用少许擦牙疼处，吐出顽涎，立止。

内补散　补肾去风，牢牙定疼。

皂角不蛀者，刮去皮子，以炭火烧为灰，略存性，一两　青盐炒干，别研　北细辛去梗、叶，各一钱　香附子炒，去毛，用粗砖擦去粗皮，洗净，二两　舶上茴香二钱，炒

右为细末，和调，以密器收贮，每用揩牙。

五倍子散　口齿疳虫䘌。

五倍子三分　黄丹一分

右为细末，以绵裹贴齿上，涂之亦得。日可用三五次。

黄蘗散　口臭，虫蚀作孔。

黄蘗一两，微炒　青黛半两　麝香一钱，别研

右为细末，每取少许，糁贴疼处，一日上三四次。

殊圣散　治牙疼。

白矾　胆矾

右等分，研细末，飞过，入麝香，擦牙。

胭脂散　治牙疼。

百药煎　坯子

右等分，为细末，擦牙，津吐之。

芫花散　治牙痛，诸药不效者。

芫花碾为末，擦痛处令热，立效。

赤荆散　治牙宣。

赤土、荆芥，同为细末，揩齿上，以荆芥汤漱之。

烧茄散

用糟茄切片，新瓦上烘令干黑色，为末，傅之。

治牙疼

细辛　麻黄　前胡

右等分，为细末。以米醋同煎，灌漱，立效。

治风蚛牙疼

独活洗净，切片，浓煎，热漱冷吐之。

治风牙肿痛

巴豆一粒，切开作两边，入麝香、乳香末各少许，掺在巴豆中，捻合，用线系定，如左边痛，以右边巴豆塞之，右边痛，以左边巴豆塞之，以涎出尽为度。

又方

生姜　升麻　川地黄　旱莲　木律　荷蒂　青盐　猪牙皂角　槐角　细辛

右等分，一处入在瓷合内，盐泥固济，煅成炭，取出为末。先漱灌后，揩擦，咽之亦无害。其验不可具述。

发背痈疽 四字旧白字

猪蹄汤 洗疮屡效。

猪蹄一只，洗净，用水三斗，煮令十分烂熟，去蹄，取清汁用，入后药　黄耆　黄连　赤芍药各三两　黄芩　狼芽根　蔷薇根各二两

右剉碎，用猪蹄汁煮，约干三分之一，滤滓。以汁分作三次，用笔洗疮，去恶肉甚快，用膏药傅之。

加减香连汤 治诸般痈疽发背，已破、未溃、恶证，并皆治疗。

木香不见火　沉香不见火　檀香不见火　乳香别研　鸡舌香别研　藿香去土　赤芍药　连翘　桑寄生　当归去芦　升麻　黄耆蜜炙　大黄

右等分，为细末，酒水合和，同煎服。视病轻重，加减大黄同煎。

立效木香散 治诸般恶毒，发背痈疽，已破未溃者，并皆治之。

生干地黄洗　木香不见火　麦门冬去心　升麻　羌活　芍药　白芷　川芎　肉桂不见火，去粗皮　木通去皮　当归去芦　黄耆蜜炙　桔梗　甘草炙　连翘

右等分，为细末，温酒调服。初用而患人大便未曾泄，即多加大黄服之。如以水合，酒煎之尤佳。若以十全内补散[1]加木香，以酒水煮之，亦有大效。缓急以十全内补散，搜云母膏二两，或一两为圆，仍以木香酒调内补散，任下。

破脓如神散 应未溃[2]者，服之即溃。

老紫皂角针麸炒令黄色　当归去芦　赤芍药　川芎不见火

右等分，为细末。每服二钱，入乳香少许，酒一大盏，煎一二沸，服之。不溃再服。

---

[1] 十全内补散：本书未收入此方，据《普济方》卷282，"十全内补散"由防风、白芷、桔梗、甘草、人参、芎䓖、当归、黄耆、厚朴、桂心等味组成。

[2] 应未溃：两校本均同。"应"字后疑缺一"溃"字，当作"应溃未溃"。

大托里散

绿豆　甘草各半两，炙　大瓜蒌一个，取子，炒　乳香二钱，别研　没药三钱，别研

右为细末，用无灰酒三升熬一升，顿服。毒未消再服。

黄芩散　治痈疽，大小便不通。

麦门冬去心　大黄　赤茯苓去皮　木通去皮　甘草各半两，炙　灯心一捻

右㕮咀。每服三钱，水一大盏，煎至八分，去滓，空心温服。

又方　治痈疽发背，未成即散，已成即溃。

日疼可用银星草，夜疼即用金银花鹭鹚藤也。日夜俱疼全不止，二方等分勿令差。

右㕮咀，水、酒煎服。

清凉膏　治初肿发，未成脓者，贴之即散。有脓者已破而尚肿，亦可用之。

木鳖子去壳　黄檗　败荷叶　黄芩　芙蓉叶　黄连　草乌　朴硝别研　蒺藜　玄参

右等分，为细末。用姜汁调成膏，傅上。如热甚，即以水并蜜调傅，外以纱片掩其上，干即再换，多傅尤佳。如痛甚，即加乳香、没药。如有丝瓜，取自然汁调傅之亦妙。

揭毒膏

生干地黄　玄参　枸杞子　大黄　木鳖子　白芷　赤芍药　当归　桑白皮　肉桂　猪牙皂角　连翘　白敛　升麻　防风　桔梗　柳枝　桃枝　槐枝　桑枝各一两　乳香　没药各一两半，并别研　黄丹半斤　男子发二两，洗净

右用麻油浸，没过半寸许，春秋五日，夏三日，冬七日，和药一处，入发煎，用慢火熬。候白芷色黑，发脆断，即滤去众药再煎。以柳枝不住手搅之，约两个时辰许，其油觉稠黏，即取起。令温，却入黄丹搅均，再煎令沸，又挈起，凡三五次方定。又煎，试以一二滴，滴水中

不散，即入乳香、没药。再煎仍试，滴水中成珠子，即入瓶收，覆地上出火毒二宿。

生肌药 生新肉，去恶肉脓毒，渐令口合。

石膏煅　虢丹　当归去芦，各一两二钱　乳香半两，别研

右为细末，用麻油调塞疮口，仍于外以揭毒膏贴之，一日一换。

收疮口药

五倍子烧　木香不见火　桑白皮　槟榔　紫藤香　黄丹　诃[1]子

右等分，为细末，干掺。如疮干，即以麻油调傅之。

三羊散 治内外臁疮及诸般恶疮。

三月羊粪入瓶内，盐泥固济，煅存性，为末　腻粉

右等分，拌和。先以温水净洗疮，去皮，用一匙掺放疮上。

治软疖

用久使银锅底墨碾为细末，水调涂之。或鸡子清、丝瓜汁调，傅之亦妙。

抵圣散 治瘰疬。

雄鹁鸽粪四两，拣紧细者，好[2]小蚌螺者是　南木香一两，不见火　腊茶二两新者

右为细末，每服二钱，食后茶清调。

白敛散 傅疮，长肉生肌。

白敛　白矾枯，别研　远志　雄黄各半两，别研　藜芦一两　麝香一钱，别研　白芷一两

右为细末，以腊月猪脂调，傅之。

藜芦粉 治诸般癣疮。

藜芦　硫磺各半钱，别研　斑猫十枚，去头足翅　腻粉一钱

右为细末，以清油调和，候癣痒发，先以布揩擦动，次用药涂之。

---

[1]诃：原作"诃"，据北大本改。
[2]好：两校本亦同。疑为"如"之形误。

鹿香散　治下臁疮。

鹿角烧灰，入麝香少许，干掺，神妙。

六物散

五倍子半两，烧　黄蘖　当归去芦，炒　腻粉　白矾枯，别研　漏芦各半钱

右研令极细，以盐水洗疮，拭干，傅之。

积热喉闭舌肿口疮八字旧白字

甘草圆　治口干舌涩。

人参去芦　甘草炙　乌梅微炒，各一两　生干地黄二两

右为细末，以枣肉同炼蜜和杵三二百杵，圆如弹子大，绵裹含化。

神巴圆　治喉闭。

巴豆二粒，去壳　乌梅肉一个，白梅亦得

右和圆如绿豆大，每服三粒，置口中立效。如牙关闭者，用少许揩牙即开。

清膈圆　治膈上壅热，舌焦口疮，驱风凉血。

当归去芦　防风去芦　羌活各一两　大黄　干葛　川芎各半两　荆芥薄荷叶各一分　甘草三分，炙　白芍药一两半

右为细末，用糕糊为圆如大鸡头大。每服一二圆，食后、临卧细嚼咽下。能饮酒人，醉后、临睡化一圆，甚妙。

泻心汤

人参去芦　黄连　干姜炮，洗　黄芩　甘草炙

右等分，为细末。每服三钱，水一盏，半生姜十片，煎至七分，去滓，温服。

玉矾汤　治喉闭，不通水谷。

白矾研化，以竹筒盛，猛灌之。

马喉汤　治喉闭深肿，连颊吐气，名马喉闭。

马啣铁一具，水三盏，煎至一盏，温服。

吹喉散 治大人、小儿喉闭肿塞，不下水浆，须臾不疗，宜用此方。

硼砂　龙脑　青黛各一钱　马牙消　白矾　生胆矾各一钱半　硝石三钱　白僵蚕二十一枚，别研

右各研细，拌和，每用笔管抄少许，吹在咽喉内，立效。

碧云散 治喉闭。

明净白矾为末一钱，瓦上溶成汁，入巴豆去壳一粒在矾内，候矾干为度。细研，分为四服，每服一字，以竹管吹入咽中，以涎出为效。一方用青矾。

回生散 治诸般喉闭，危急之疾。王医师传。

鸭嘴胆矾别研　草乌头不去皮

右等分，为细末，和调。遇喉闭，吞咽不下，以芦管吹一字入鼻中。先含水一口，药入咽中，即时涎出。若觉涎少，复用川大黄三块如骰子大，水一盏，煎至七分，入朴硝一钱，再煎一沸，令温服。搐鼻了，咽喉即开，吞咽无阻。才得利后，病如失去。神效不可具述。

立应散 治咽喉肿痛，语声不出者。

大硼砂半铢

右研细，用笔管吹入喉中。

追涎散 治喉闭。

石绿、腊茶等分，用薄荷酒调下，灌入喉中，吐涎即止。

白僵蚕散 治缠喉风，并急喉闭，喉肿痛者。

白僵蚕真好白色者一两，新瓦上炭火略炒微黄色　天南星白者一两，炮裂，刮去粗皮，剉

右为细末。每服一字，用生姜自然汁少许调药末，以熟水投之，呷下，吐出涎痰即快，不时服之。一方只用白僵蚕。

又方

白僵蚕半钱为细末，姜汁调服之。如自服，不得灌下。若痰涎壅塞不能吐，却下。《苏沈良方》内一字散，以薄荷揉碎，拈药揩牙及咽

喉，取痰涎。

青矾散 治喉闭。

白僵蚕　白矾　铜绿螺青亦得，各半两　甘草一钱，炙

右件同于铁铫内煎，令白矾枯。每服一钱，生姜汁调下。涎出，立愈。如口不开，即灌之。

硝石散

硝石　蒲黄　青黛　甘草炙

右等分，为细末。干掺口中，津咽下。

开咽喉捷法速效方

巴豆一粒去壳，微煨，以纸热卷令紧，中心切断，随所患安左右鼻中，冲破即去之。

宽咽酒 治喉闭，逡巡不救。

酒一盏，皂角半条，就酒揉挼浓汁出，急煎一沸，淘温与服，立便冲破吐出水及痰血，此方经验极妙。如口噤吞咽不得，即以麻油按揉皂角，灌。

酒煮矾 治喉闭，咽喉肿痛。

白矾明亮有墙壁者，五七两或十两

右为细末，砂石器内以无灰酒煮至紫黑色为度，入砂合内收，与面油膏相似。每用半匙许，含化，候取出痰，即消此药。煮时须慢火煎熬，熟时须搅稀放冷。如稍健硬，即又添酒煮，直至紫色为度。

玉箸硝 治喉闭。

硇砂少许，为君　白矾皂子大，为臣　马牙硝一分，为佐　硝石四两，为四相　黄丹五钱，为五方　巴豆六粒，为六甲　蛇蜕一条全者，为七擒

右用瓷锅子依次第逐旋下药，下至巴豆时，须逐个咬破下，候火蝴蝶尽，方再下一个。如此六次，然后旋下蛇蜕，方成。候冷，罐子自破，药作块。每用一字，以竹筒子吹入喉中。如些小咽喉不利，只含化少许。合时忌鸡、犬、妇人见。

卷第十

妇人

拱辰丹 温暖子宫，久服能令有孕。

鹿茸燎去毛，酥炙　当归去芦，酒浸　山茱萸去核　附子炮，去皮、脐，各一两　沉香二钱，不见火

右为细末，酒面糊圆如梧桐子大。每服五十圆，空心温酒、盐汤任下。

后众疾[1]。

全生丹[2]

 官桂去粗皮，不见火　大[3]豆卷生芽黑豆　川椒去目并合口者，炒出汗　大麻仁生，去壳　地黄酒浸　防风去芦　糯米炒　甘草炙，各半两　脑子少许

右为细末，炼蜜为圆作七十粒。每服一粒，细嚼，温酒下，食前服。产前入月，一日可服一粒，临蓐极减腹疼，更无他。若产后，每日一粒至满月，极令人易将理强健。胎衣不下，子死横生，晕绝不语，以一粒，浓煎枣汤调灌之，即苏。

真人积德圆

白艾叶五两，用陈米醋润炒　当归去芦，二两，酒浸　川芎二两，微炒　官桂一两，去粗皮，不见火　熟干地黄五两，酒浸　白芍药二两

---

[1] 后众疾：从底本看，此前后均似有若干字脱阙。两校本亦同。
[2] 全生丹：原脱方名，且空阙第一味药（字数不详）。北大本同。大阪本有方名，且将官桂上提作为第一味药。今据目录补出方名，保留第一味药空阙。
[3] 大：原作一字阙。北大本同。今据大阪本补。

右为细末，炼蜜为圆如梧桐子大。每服三十圆，米饮下，空心食前服。

艾茸圆 治妇人下脏久虚，沉寒痼冷。

白艾叶 细剉末，醋半盏同煮尽为度　当归 去芦，酒浸　赤芍药　吴茱萸 汤泡七，次炒　肉桂 去粗皮，不见火　天雄 炮，去皮、脐，剉，再炒　没药 别研　荜茇　木香 各半两，不见火　沉香 一分，不见火

右为细末，醋面糊为圆如梧桐子大。每服五十圆，空心，温酒、盐汤下。

地黄鹿茸圆 补虚调经。

鹿茸 燂去毛，酥炙　续断 洗干，炒　山药 各三两　白艾 醋炒　五味子 去枝　白薇　卷柏　阿胶 剉，蛤粉炒成珠　黄耆 蜜炙　泽兰　厚朴 去粗皮，姜制炙，各二两　熟干地黄 六两，酒浸　肉苁蓉 四两，酒浸，去土

右为细末，炼蜜为圆如梧桐子大。每服三十圆，盐汤下，空心、食前服。

鹿茸圆 治经候过多，其色瘀黑，甚则崩下，吸吸少力，脐腹如冰，冷汗如雨，冲任虚损，风冷之气客于胞中，气不禁固。

禹余粮石 煅，米醋淬七次，别研　熟干地黄 洗，炒　当归 去芦，炒，各二两　白艾叶 洗，醋浸炒　卷柏叶 醋浸炒　麒麟竭 别研　没药 各半两，别研　赤石脂 煅，别研　附子 炮，去皮、脐，各一两　续断 三两，酒煮

右为细末，酒面糊为圆如梧桐子大。每服三四十圆，空心食前，温酒或淡米醋汤下。

紫石英圆 治妇人血虚生热，益气补不足。

紫石英 火煅红，别研　阿胶 蛤粉炒　赤芍药　当归 去芦，酒浸　川芎　续断 各一两　鹿茸 燂去毛，酥炙　官桂 去粗皮，不见火　白术 各半两，炒　柏子仁 二钱，别研　熟干地黄 三两，酒浸

右为细末，炼蜜为圆如梧桐子大。每服二十圆，空心温酒下。

菟丝子圆 治妇人本虚经弱，阴阳不升降，小便泔白，溺出无度，男子精滑不固，并宜服之。

鹿角霜　菟丝子浸，研成饼

右为细末，酒面糊为圆如梧桐子大。每服二十圆，空心食前，温酒、醋汤下，渐加至三四十圆。

黄耆除热圆　治气血虚弱，或寒或热，四肢乏力，男子、妇人、小儿皆可服。

熟干地黄酒浸　白芍药　地骨皮　人参去芦，各一两　黄耆二两，蜜炙　当归一两半，去芦，酒浸　川芎三分

右为细末，炼蜜为圆如梧桐子大。每服三十圆，空心米饮下。

紫灵圆　治气虚后血崩。

阳起石煅　赤石脂煅，各半两　熟干地黄酒浸　当归去芦，酒浸，各二两　牡蛎粉七钱半

右为细末。用降真香、五倍子各二两剉碎，用米醋二升浸乌梅肉半两，同浸三两日，漉去降真、五倍子。将乌梅肉醋熬成膏，搜前药末，杵一二百下，圆如绿豆大。每服五七十圆，温米饮或盐汤下，不拘时候。

▨一二钱五倍子末一分同煮[1]。

当归圆　治妇人气血俱虚，经候过多，羸瘦，全不思食，身体倦疼。

赤石脂煅，别研　当归去芦，酒浸一宿　牡丹皮　人参去芦　延胡索蛤粉炒　白术炒　白芍药　甘草　白茯苓去皮　白薇去芦　川芎　白芷炒　藁本去土　官桂去粗皮，不见火　没药别研　乳香别研

右等分，为细末，炼蜜为圆如弹子大。每服一圆，食前温酒化下。

胜金圆　治男子妇人诸虚不足，小便白浊，妇人子宫久冷。

熟干地黄酒浸　鹿茸燎去毛，酥炙　白茯苓去皮　龙骨煅，别研　桑螵蛸酒浸一宿，瓦上焙干　川当归去芦，酒浸，各一两　附子一只八九钱重者，炮，去皮、脐

---

[1] 一二钱五倍子末一分同煮：此前有七八字厥。北大本同，大阪本无厥字。此句疑衍。

右为细末,以肉苁蓉三□□,用好酒一升煮干,研成膏搜圆□□[1]。每服三十圆,食前盐汤、温酒下。子宫久冷,醋汤下。

又方 治妇人胎前产后百病。

延胡索_{蛤粉炒} 人参_{去芦} 白芍药 白芷 赤石脂_{煅,别研} 藁本 白茯苓_{去皮} 当归_{去芦,酒浸} 龙骨_{别研} 白薇 官桂_{去粗皮,不见火} 白术_{各一两,炒} 没药_{半两,别研}

右为细末,炼蜜搜和圆如弹子大。每服一粒,温酒或醋汤化下,不拘时候。

艾煎圆

吴茱萸_{汤泡七次,炒} 当归_{去芦酒浸,微炒} 干姜_{炮,洗} 厚朴_{去粗皮,姜制炙} 陈橘皮_{去白} 茴香_{淘去沙,炒} 牡蛎_煅 官桂_{去粗皮,各一两} 禹余粮石_{煅,米醋焠七次,别研} 艾叶_{米泔水浸炒,各四两} 香附子_{二两,去毛,炒}

右为细末,醋面糊为圆如□□□□[2]。每服五十圆,空心艾醋汤下。

泽兰圆 治久患虚羸,肢体疼,脐下冷。

肉苁蓉_{去皴皮,酒浸} 防风_{去芦} 熟干地黄_{酒浸} 芎䓖 山茱萸_{去核} 细辛 五味子_{去枝} 牛膝_{去芦} 延胡索_{蚌粉炒} 当归_{去芦,剉,炒} 芜荑 石膏_{煅,水飞} 山药 桂心_{去粗皮,不见火} 藁本_{各一两} 人参_{去芦} 麦门冬_{去心} 金钗石斛_{去根,酒浸} 柏子仁_{各一两半} 泽兰_{二两} 钟乳粉_{三两} 艾叶_{微炒} 甘草_{炙,各三钱}

右为细末,炼蜜和搜杵三五百下,圆如梧桐子大。每服三十圆,空心及晚食前,温酒下。

灵脂圆 治脾血气心疼。

五灵脂_炒 蓬莪术_炮 当归_{去芦,酒浸} 木香_{各半两,不见火} 良姜_{二钱半,炒}

右为细末,炼蜜为圆如梧桐子大。每服三十圆,加至五十圆,米

---

[1] □□:此为两处三至五字厥。两校本同。
[2] □□□□:原书为四字厥。两校本同。疑为"梧桐子大"。

饮下。

三香圆 治血虚及冷伤血。

五灵脂半两　乳香　没药各二两

右为细末，醋面糊为圆如麻子大。每服三四十圆，醋汤下，不拘时候。

十补圆 治妇人虚损，血败不足。

熟干地黄酒浸一宿　艾叶薄醋糊浆过，炒　川续断中心有丝者，去芦　鹿茸　肉苁蓉酒浸一宿，去皴皮　阿胶麸炒　当归去芦，酒浸一宿，各二两　牡蛎盐泥裹煅三次，别研　赤石脂煅，别研　附子炮，去皮、脐，各一两

右为细末，炼蜜为圆如梧桐子大。每服三五十圆，温酒或用白汤任下，空心、食前。

滋养圆 治妇人真血损惫，经络干枯，精髓既亏，肌肉瘦悴，百节倦疼。盖以津液耗少，若药性稍温则上火，微寒则自利，但用膏润之药滋养，自然诸疾并愈。

肉苁蓉酒浸一宿　山茱萸去核　柏子仁炒　当归去芦，酒浸　酸枣仁炒　干木瓜　鹿茸燂去毛，酥炙　白茯苓去皮，各一两　附子半两，炮，去皮、脐

右为细末，用生地黄自然汁熬成膏，搜和为圆如梧桐子大。每服四十圆，用猪腰子汤任下，空心、食前服。

安经圆 治妇人赤白带下。

香附子去毛，生　牡蛎煅，各二两　木香生，不见火　木通生，各半两　石燕子五对，火煅，用醋焠白为度　丁香一钱，不见火

右为细末，汤浸蒸饼为圆如梧桐子大。每服二十圆，温酒、盐汤下。

内炙圆 补暖血海。

白艾叶半斤，用糯米浆浆过，焙干，再用米醋拌炒香　附子炮，去皮、脐，切片，再炒令黄　当归去芦，酒浸，各二两　白芍药　海螵蛸各一两　丁香半两，炒

右为细末，米醋面糊为圆如梧桐子大。每服三十圆，米饮或醋汤

下，食前服。

琥珀圆 治血海久冷，月经不调，久服自然有孕。

熟干地黄酒浸　白术去芦，各一两半　续断去芦，酒浸　附子炮，去皮、脐　蓬莪术炒，各二两　雄黑豆炒熟，去壳　刘寄奴拣净，酒窨，各三两　当归去芦，酒浸　白芍药　青橘皮去穰　延胡索蛤粉炒　茴香淘去沙，炒　牡丹皮炒　乌药炒　蛇床子炒　陈橘皮去白　金钗石斛去芦，酒浸一宿　白芷炒，各半两

以上并以米醋、无灰酒各三升，同煮干，焙燥，入后药。

防风去芦　琥珀别研　桔梗炒　蒲黄纸隔炒　官桂去粗皮，不见火，各一两

右并为细末，醋面糊为圆如梧桐子大。每服三十圆，空心、食前，米饮或温酒下。

追气圆 治血气成块，刺痛走注。

芸薹子微炒　良姜各半两　官桂二钱半，去粗皮，不见火

右为细末，醋面糊为圆如梧桐子，焙干。每服十五圆，空心温酒下。

龙骨圆 治妇人血滑崩漏者，缘血气虚寒，荣卫不调，冲任经虚，即血脉不禁而崩下，或坠胎下漏，并宜服之。此药固养血脉，温下元，止崩漏带下，暖子脏，神效无比。血崩，日夜不止者，即日见效。

禹余粮石二两，火煅通红，醋七次，别研细，取一两净　乌鱼骨煅灰存性，半两　鹿茸燂去毛，切片酥炙　白龙骨煅，各一两　附子大者一只炮，去皮，七八钱亦得

右为细末，粟米粉煮糊为圆如梧桐子大。每服三十圆，温酒或淡醋汤下，空心，日午、晚食前服。

阳起石圆 专治血气虚冷，久无子息。

阳起石一两，酒煮半日　吴茱萸二钱半，汤泡七次，炒　熟干地黄半两，酒浸　牛膝去芦，酒浸　白术炒，各四钱半　干姜四两半，炮，洗

右为细末，炼蜜为圆如梧桐子大。每服二十圆，食前温酒任下。

十味养荣汤 治妇人劳疾，脏腑血气不足，冲任虚损，脐腹疼痛，寒热往来，心忪恍惚，忧□[1]不乐，面少光泽，月水不调，颜色多变，气道壅塞，□[2]倦好睡。

熟干地黄酒浸　黄耆蜜炙，各二两半　五味子去枝　肉桂去粗皮，不见火　牡丹皮炒　白芍药炒　白茯苓各一两，去皮　当归去芦，酒浸　川芎各一两半　甘草七钱，炙

右㕮咀。每服五钱，水一盏半，生姜三片，枣子一枚，煎至七分，去滓，食前空心服。又方，加人参、地骨皮各一两。

十三味当归补虚汤 治妇人诸虚不足，心胸痞闷，四肢倦怠，头目昏眩，心间恍惚，饮食多伤，或时恶寒、恶热，一切虚寒，并皆治之。

当归去芦，酒浸　黄耆槌破，蜜炙，各一两　熟干地黄洗净　附子炮，去皮、脐　白术炒　干姜炮，洗　白芍药　人参去芦　甘草炙　川芎各半两　吴茱萸去枝梗，汤泡七次，炒　杜仲去皮，剉，炒去丝　良姜各一分，炒

右㕮咀，每服二钱。水一大盏，生姜五片，枣子二枚，煎至五分，去滓，空心服。

活络汤 治血虚气短，面目浮肿，四肢乏力。

五加皮　续断去芦，酒浸　白芍药　当归去芦，酒浸　白术各一两，炒　官桂去粗皮，不见火　甘草炙，各半两　附子二钱，炮，去皮、脐

右㕮咀。每服四钱，水一盏半，生姜五片，枣子一枚，煎至八分。去滓，入酒少许，食前服。

羊肉汤

精羊肉半斤，煮熟去肉，取汁十余盏，掠去面上油珠，如未尽再以纸搭去面上油，令净　当归去芦，酒浸　川芎各半两　生姜一两，连皮

右㕮咀，以羊肉汁十盏煎至三盏，分为四分，腹空服之。一日内服

---

[1]□：原为一字厥。两校本亦同。
[2]□：原为一字厥。两校本亦同。

尽，来日再为之。两日滓合煎，再为一服。此方乃古方，及《必用方》有之，恐人不知此药补气血其功效如神，故重录于此。

中岳汤 治妇人、室女血海不调，发热疼痛。

白芍药_{五两} 甘草_{半两，炙}

右吹咀。每服五大钱，水二盏，煎至八分，去滓，食前服。

琥珀卫生散 治产后诸疾，证候危恶者。但服之以正气血后，却委曲调治。

百草霜 琥珀_{南者} 茧黄灰 朱砂_{透明者} 京墨_{烧红} 发灰_{以上并别研} 白附子_炮 白僵蚕_{直者，炒去丝，各半两} 当归_{一两，去芦，酒浸}

右为细末，打和，入麝香肉一分研细，再和。每服二大钱，炒姜酒调下。产后第二三日服之，败血不停，不变他疾。

佛手散 治妇人血下过多，崩、坠等疾。

白龙骨_{煅，别研} 晋矾_枯 乌贼骨_{炙，去皮} 赤石脂_{煅，别研} 牡蛎_{煅，别研} 地榆 干柏叶 续断 阿胶_炒 干姜_{炮，洗} 芍药_{各一钱半} 木香_炮 槟榔_{各一钱} 甘草_炙 干茜_{半钱} 当归_{二钱，去芦，酒浸} 棕榈灰_{半两}

右为细末，空心、日午，温酒或陈米饮调下。

救脱散 治妇人血气不调，所下臭秽，经年不止。

乌龙尾_{是倒悬尘，炒} 伏龙肝_炒 门伏兔上尘_{门白上尘是也} 梁上尘_炒 棕榈_{烧灰}

右等分，为细末。每服二钱，麝香当归酒调下，不拘时候。

安宫散 治血定痛。

安息香 没药_{各三钱，并别研} 甘草_炙 当归_{去芦，酒浸} 香附子_{去毛，各一两} 乌梅肉_{二钱半} 白芍药_{一两} 乳香_{二钱，别研}

右为细末。每服三钱，水一盏半，煎至七分，入酒一大呷，食前服。

半夏散 治产后中风，不省人事。

半夏末如豆许，用竹管吹入鼻中，立醒。

参诃散 治产后大便不通。

人参、诃子

右各等分,为细末。每服二钱,空心温水饮调下。

地黄散 治产后恶物不尽,及腹内疼痛等疾,服之甚妙。

川当归_{去芦,酒浸} 生干地黄_{略炒,各一两} 生姜_{四两,细剉如蝇头大,于银器内或新瓦上炒令焦,火烟起为度,用半两}

右为细末。每服一钱,用生姜炒,酒调下。

推陈散 治产后或失血后,惊气、滞气,种种节滞,败血一疼,内恶物下及败血作病,或胀或痛,胸膈胀闷,发寒发热,四肢疼痛。

四物汤加延胡索、没药、香白芷等分,为细末,每服二钱,淡醋汤或童子小便调下。

蛎香散 治血崩。

棕榈_{烧灰存性,别研一钱} 牡蛎粉_{半钱}

右拌和,入麝香少许,空心米饮调下。

鹿角散 治血海虚损,经水不止,漏下白水。

乌贼骨 白龙骨_{煅,并别研} 牡蛎粉_{各半两} 龟甲_{一两,米醋炙焦黄} 鹿角_{二两,镑,入酥少许拌炒}

右为细末。每服二钱,煎乌梅甘草生姜汤调下,温酒、米饮亦得,空心、食前服。

独芎散 治血崩久不止,百药不效。

大芎䓖_{不计多少,剉,新瓦慢火炒令紫色熟}

右为细末。每服二钱,水一盏,入木贼草去根节细剉,用一撮许,同煎至七分,去滓,温服,不拘时候。

卷柏散 治体虚经水不止,便血妄行。

乌贼骨_{烧令焦} 卷柏叶_{酒浸炒} 白龙骨_{煅,各半两}

右为细末。每服二钱,空心米饮或温酒调下。

敛经散 治妇人败血及经脉过多。

川白姜 棕榈皮 乌梅 绵子

右等分,烧为灰。每服二大钱,煎茅花酒调下,只三服便住。

化荣散 治室女经脉妄行，胞络枯涩。

赤茯苓去皮　白芍药　赤芍药各三钱　黄耆蜜炙　熟干地黄酒浸　当归去芦,酒浸　柏子仁炒　阿胶蛤粉炒

右为细末。煎乌梅汤调下二钱，不拘时候，日进二服。

赤豆散 治妇人大便下血，困倦，全不思食。

赤豆半两,生　当归一两,洗净,去芦,酒浸

右为细末。每服二钱，温酒调下，不拘时候。

三龙散 治妇人赤白带下，神效。

黄龙肝大灶下中心土　乌龙尾屋上悬尘　赤龙须棕榈皮,烧灰存性

右等分，为细末，温酒调下。

消毒膏 治妇人乳赤肿，欲作痈者。

天南星为末，生姜自然汁调，涂之，自散甚妙。

蓖麻膏 治妇人生产数日不下，及胞衣、死胎不下。

蓖麻四十九粒，去壳研，如泥涂足心。才下，便急洗去之。如生肠出不收，用药涂顶心，其肠即收。

灵脂酒 大治崩漏。

五灵脂新者不拘多少，烧存三分性，出火毒，为细末，每服二钱。却以炭灰烧铁秤锤，候通红，以银盂盛，以无灰酒二三升投之，用酒调药服之，谓之霹雳酒。五灵脂须用成块，则力紧易取效。此药志诚渐进，一钱至二钱。有一姥媪年八十，崩漏凡数年，得此药服则病失去。家间常试之，亦效。

治妇人经候淋沥不断

用四物汤加侧柏煎服。

催生

侧金盏子七七粒，细碾将来水调吃。

不问横生与倒生，子母团圆免悲泣。

右侧金盏子，乃黄蜀葵花子也。难产之时，作一服，暖顺流水调下。

小儿诸疾

斩邪丹 治小儿胎惊积在内，时发肚疼，叫啼不出，身体发热，腹内虚鸣，小便不通，冷热腹痛，眠睡不稳，正睡多惊，但是小儿惊积实热疾，并宜服之。

郁李仁　青黛各三两七钱　蝎梢一两，炒　麝香一钱二分半　巴豆霜二两，去壳、皮，研如粉，于新瓦上去尽油

右五味计八两八钱七分半，为细末，酒煮面糊为圆如黍米大。初生孩儿每服一粒，二岁者五粒，三岁者十粒，用钓藤、桃条煎汤咽下。如无钓藤，只用桃条亦得。忌生冷油腻等物。

碧玉丹 治小儿虚冷痰上。此药有扶危起死之功，用扁金丹兼此服之，无不更生，但存微喘。以药钱子或指头擘，口灌之药下即苏，累有神效，宜信心服之。

阳起石煅，酒煮亦得　大阴玄精石煅　黑附子各一两　青黛　寒水石煅　天南星姜制　白附子生　半夏汤泡七次，各半两

右为细末，再研极细，无声为度，面糊为圆如麻子大。每服二十圆，薄荷汤下，量岁数与服。如大人霍乱、吐泻，亦可服。圆如梧桐子大，每服三五十圆，用井底泥水下。

扁金丹 治小儿胎风诸痫，手足瘈疭，目睛上视，摇头弄舌，头项强直，牙关紧急，口吐痰沫，反拗多啼，精神不宁，睡卧多惊，吐痢生风，昏塞如醉之疾，并宜服之。

天南星炮　白花蛇酒浸三日，炙熟，去骨　全蝎去毒　麝香别研　草乌头火烧存性，各半两　蜈蚣一条，蘸酒炙熟用　乳香　朱砂各一分，并别研

右为细末，酒浸蒸饼搜作饼子如鸡头大。每服三二饼，薄荷汤化下。三岁以上服五饼。

猪肚丹 治小儿疳瘦盗汗，多倦少力，大便有虫者，并宜服之。

川黄连去须　木香不见火　胡黄连去芦，各一两　肉豆蔻面裹煨　白芜

芎　芦荟　羌活　鳖甲酥炙，去裙，各半两

右为细末。用猳猪肚一个洗刮令净，先以香白芷二两入在猪肚中蒸熟，去白芷不用。却入前药在肚内，缝合，再蒸令极烂，同研杵二三百下成膏，圆如黍粟大。每服十粒，米饮下，不拘时候。量小儿大小加减服之。

太一丹　治小儿诸风惊痫，潮发搐搦，口眼相引，颈项强直，精神昏困，痰涎不利，及一切风虚之疾，并皆治疗。

天南星炮　乌蛇酒浸，取肉，各三钱　干蝎一钱半，微炒　白附子三钱，炮　天麻去芦　麻黄去根节　大附子炮，去皮、脐　白僵蚕拣净，碎，炒，四钱

以上为细末，以水一升调浸三日，以寒食面一斗拌均，踏作曲，须六月六日以楮叶罨七日取出，逐片用纸袋裹挂当风处，十四日方可用。每曲末一两入后药：

琥珀一两，研　辰砂一钱，研飞　雄黄三钱，研飞　甘草半钱，炙，为末

右研细，炼蜜为圆如鸡头大。每服一圆，温水化下，不计时候。

镇心安神丹　治风痰壅盛，神思不爽，多困少力。

防风去芦　天麻　人参去芦　天竺黄各二钱　白附子炮，一钱　僵蚕十条直者，炒去丝　全蝎一十个，去毒　朱砂生，一钱，别研　牛黄　麝香各少许，并别研

右为细末，炼蜜为圆如梧桐子大。每服一圆，煎薄荷汤下，不计时候。

温胃丹　治腹痛，啼哭不止。

人参去芦　白术炒　木香各一两，不见火　五味子去枝　当归去芦，洗净　高良姜各半两，炒

右为细末，白面糊为圆如黍米大。每服十粒，米饮下。

真珠圆　治小儿诸惊疾。

真珠末　生附尖　川乌头尖　蝎梢　蛇含石煅　半夏曲[1]

---

[1] 曲：原作"面"，据北大本改。

右等分为细末，粟米糊为圆如黍米大，半岁小儿每服五圆，周岁十圆，三岁十圆，加至十五圆，冬瓜子煎汤下。惊搐，金银薄荷汤下；夜卧不安，薄荷汤下；夜啼，乳香汤下；肠急，五皮汤下。

安神圆 治小儿惊，镇心脏热，化痰涎。小儿常服，永无惊悸之疾。

琥珀_{如无，以茯神代之} 人参_{去芦} 远志_{去心} 天麻 花蛇肉_{酒浸，去骨} 白附子_炮 麻黄_{去节} 羌活 大川乌_{炮，去皮、脐} 蝉蜕_{洗去土，并去白筋} 南木香_{不见火} 真珠末 白僵蚕_{直者，炒去丝} 全蝎_{生姜汁炙，各半两} 朱砂_{二钱，别研} 金银箔_{各三十片，别研入} 麝香_{一钱，别研}

右为细末，炼蜜为圆如龙眼大，朱砂为衣。一圆作四服，用薄荷汤下。

五痫圆 治小儿五痫，惊悸狂叫，发搐，上盛涎潮等疾。如寻常涎盛，紧慢服之。此药不动脏腑，养小儿家，宜预合以应仓卒之用，其验如神。

皂角_{去皮，槌碎，水三四升浸取汁，滤去滓，于银器内重汤顿熬成膏子} 白矾_{枯，各四两} 半夏_{汤泡七次} 辰砂_{别研} 天南星_炮 蝎梢_炒 白僵蚕_{直者，炒去丝} 雄黄_{别研} 白附子_{炮，各半两} 乌蛇_{酒浸，去骨，炒，一两} 麝香_{一钱，别研} 蜈蚣_{大者一条，去头、足，酒浸炙}

右为细末，先用皂角膏子和，次以生姜汁煮糊为圆，朱砂为衣。小儿三岁，圆如麻子大，每服一二十圆；三四岁，二三十圆。六七岁，圆如绿豆大，每服三四十粒。并用薄荷汤下。

牛黄圆 治小儿痫，发即迷闷，手足抽掣，口内多涎，良久方醒。

牛黄 麝香_{并别研} 干蝎 半夏_{汤泡七次} 蝉壳_{各一分} 天南星_炮 白附子_炮 白僵蚕_{直者，炒去丝} 天麻_{各半两}

右为细末，以枣三七枚，微煮，去核、皮，水银一两同枣研令星尽，入药末和圆如绿豆大。如隔日发者，煎黄牛乳汁下三圆，日进三服。如惊风，煎荆芥汤，下两圆。

龙脑圆 治小儿惊风坠痰。

铅白霜一钱　绛矾一钱半，生　朱砂别研　天南星姜汁浸三日，各半钱

右为细末，水浸蒸饼为圆如梧桐子。每服一圆，薄荷汤下。一月小儿服半圆。

青龙圆　治小儿惊积实热，及急惊风。

青黛　轻粉各一分　蝎梢三个　麝香少许　巴豆二粒，去皮、膜、油尽

右先将巴豆于乳钵内研如面，次入诸药研极细，圆如粟米大，朱砂为衣。每服三圆，薄荷汤下。小儿瘦，减圆数服。

又方　治心包久蓄惊痰，发作不时。大人心疾，亦宜服之。

天南星六钱，炮　白附子炮　白僵蚕各一钱，直者，炒去丝　全蝎去毒　大叶薄荷乃土薄荷，各一钱　川芎四钱

右为细末，水煮白面糊为圆如麻子大，大人梧桐子大。量大小加减服之，荆芥汤下。

朱砂圆　治伤寒及小儿热，镇心压惊。

黄牛胆一枚，看大小入天南星末在内，悬在透风处四十九日。取合时，用朱砂三钱，麝香一钱，同南星末研细，以牛胆皮子煎汤为圆如鸡头大。每服五圆，用新汲水嚼下。薄荷汤亦得。

又方　治小儿镇心，压惊，坠涎。

朱砂细研，急水飞过　白僵蚕炒去丝，取直者，洗净用　白附子湿纸裹煨，候冷取出，切片　天南星炮，刮去粗皮，各半两　麝香半钱，别研　干蝎二两，慢火炒令熟

右为细末，面糊为圆如粟米大。每服十圆，煎金银薄荷汤下。如遇惊，取下痰涎，后且以此药服一二服，无不效验。或有虚汗，用麻黄根煎汤下。

又方　治小儿惊积实热，镇心脏，化痰涎。

朱砂一分，细研　巴豆十粒，去皮、膜、出油尽　杏仁五个，于热汤内炮过，退去皮、尖　半夏二钱，汤泡七次

右为细末，面糊为圆如绿豆大，荆芥薄荷汤下。二岁只一圆，三岁加一圆，五岁服三圆。如是惊，伏痰在内，即通利药出。如无惊，不必

更下。甚妙且稳，亦不可多服。

龙脑青金圆 镇心压惊，退潮热，治盗汗，杀疳蛔，疗腹大，医泻痢，安五脏，益颜色，治疮疥，长肌肤。

脑麝[1]一字，别研　青黛别研　雄黄水飞，别研　朱砂别研　胡黄连　芦荟　腻粉别研，各一分

右为细末，猪胆浸蒸饼为圆如绿豆大，晒干，入磁器内贮之。每服二圆至三圆。一切惊悸体热、疮疥，薄荷汤下；一切疳气泻痢、蛔虫，米饮下。常服百病不生。

辰砂安惊圆 理风热涎盛，身体拘急，睡中不稳，镇心止惊。

天麻　甘草炙　白附子炮，各一分　人参去芦　防风去芦　茯神去木，各半两　川芎二钱　朱砂二钱半，留为衣子

右为细末，炼蜜为圆如鸡头大。每服一圆至二圆，用薄荷荆芥汤下。

镇惊圆 治小儿惊风。

天麻　天南星炮　蝉壳　防风去芦　朱砂别研　僵蚕直者，微炒去丝，各一分　全蝎十四个去毒　雄黄别研　白附子炮　麝香别研，各一分　金箔银箔各二十片

右为细末，乳汁为圆如梧桐子大。每服一二圆，薄荷汤下。

天麻圆 治小儿诸惊。

天麻半两　全蝎去毒，炒，一钱　天南星炮，去皮，半两　白僵蚕直者，炒去丝，二钱

右为细末，酒煮面糊为圆如大麻子大。一岁每服十圆至十五圆，荆芥汤下。此药性温，可以常服，永除诸风疾。

肥儿圆 小儿疳病者，多因缺乳，吃食太早，或因久患脏腑，胃虚虫动，日渐羸瘦，腹大不能行，发竖发热，无精神。

黄连　神曲炒，各一两　大麦蘖　肉豆蔻面裹煨　使君子肉　木香各

---

[1] 脑麝：这应该是冰片与麝香两味药，此后似厥"各"字。

二钱，不见火　槟榔半两，不见火　干蛎蚾一个，酥炒黄色

右为细末，面糊为圆如萝卜子大。每服三五十粒，量岁数加减，熟水吞下，食空服。

补气温疳圆　补虚羸，退疳气，进饮食，生肌肉。

肉豆蔻一两，面裹煨，候面熟，再炙干用　史君子仁一两，面煨如前法　缩砂仁三分　诃子皮半两

右四味同裹药面为细末，水和成剂圆如绿豆大。每服五十圆，温米饮下，食前。

鳖血煎圆　治小儿诸般疳疾。

木香半两，炒　胡黄连二两　当归一两，去芦　人参半两，去芦　茯苓一两，白者去皮　诃子半两，炮去核　槟榔一两　史君子四十九个，炮　鳖甲二两，醋浸炙　麝香半两，别研　芦荟二钱半，别研　芜荑一两

右为细末，面糊为圆如麻子大。每服二十圆，米饮下，不计时候。

金连圆　治小儿疳气。

胡黄连一两，去芦　当归一两，去芦　木香半两，不见火　川楝子二两半，去核，微炒

右为细末，神曲糊为圆如麻子大。每服三十粒，陈米饮吞下。

连胡圆　治疳热。

黄连去须　胡黄连去芦　神曲炒　麦糵炒　柴胡去梗　芜荑仁研　白茯苓去皮，各一两　青皮半两，去瓤

右为细末，猪胆汁为圆如麻子大。每服二十圆，米饮下。

苦楝圆　治疳。

苦楝子三两，去枝并核　芜荑三两　川黄连一两半，去须

右为细末，蒻叶裹粟米煨成饭圆如黄米大。每服十五圆至二十圆，空心米饮送下，日三服。

木香圆　治小儿疳气。

木香不见火　人参去芦　白茯苓去皮　青皮去瓤　陈皮去白　肉豆蔻面

裹煨，以上各一分　京三棱一两，炮

右为末，面糊圆如麻子大。每服十圆，姜汤下。

神曲豆蔻圆　小儿疳气羸弱，脏腑虚怯及滑泄不止，饮食减少，腹胀寒热，面黄肌瘦，引饮无度。

神曲半两，炒　肉豆蔻三个，面裹煨　麦蘖半两，炒　宣连半两，去须　史君子十四个，去壳　芜荑仁一分　芦荟一分，各研

右为细末，用猪胆汁浸面作糊为圆如黍米大。每服二十圆，饭饮空心吞下。

木香分气圆　治小儿脾胃虚弱，饮食过伤，积滞内停，或多吐逆，胸膈不快，面黄腹急，下痢无度。

香附子水浸一宿，捣去皮毛令净，饭上蒸过一次，焙干，秤一两　甘草半两　南木香一钱，面裹煨　缩砂仁一两　京三棱半两，湿纸裹煨，乘热切焙　姜黄半两，米泔浸一宿，切焙

右为末，用白面糊为圆如黍米大。每服二十圆，饭饮吞下。

消食圆　治小儿宿食不化，瘦悴。

神曲炒　麦蘖炒　青皮去穰　木香不见火　丁香不见火　京三棱炮　陈皮去白　蓬莪术炮　干姜炮，洗　良姜炒

右十味各等分，为细末，用神曲糊圆如麻子大。每服十五圆，生姜汤吞下。大人圆如梧桐子大，亦可服。

茱萸圆　治小儿脾脏虚，泄泻不止。

猪脏头一个　吴茱萸三两，汤泡七次，炒

右将吴茱萸纳在猪脏内，两头紧紧系定，用好酒三升煮令极烂，入沙盆内研细，圆如绿豆大。每服三二十圆，米饮下。

实脾圆　治小儿脾虚，不美饮食，兼治乳食不消，黄瘦等候。

人参去芦　白术炒　缩砂仁　陈皮去白　麦蘖各半两，炒　神曲三钱，炒　半夏曲三钱　藿香三钱，去土

右用蒸饼糊为圆如黍米大。每服三五十圆，白汤吞下，食前服。

四君子圆　治脾虚，不尅化乳食。能充肌体，悦颜色。

缩砂仁　　乌梅肉 焙干，秤　　陈皮 去白　　诃子 纸裹煨，去核

右四味等分，为末，枣肉圆如麻子大。每服三十圆至五十圆，枣汤、熟水下。

安心圆　治小儿慢惊。长沙医者郑愈传。

附子 一两，炮，去皮、脐[1]　　全蝎 半两，炒，去毒

右件为末，面糊圆如黄米大，朱砂为衣。每服二十圆，米饮下。

消乳痰圆 一医者谓此乃得之于入内医官，云是禁中方。

大半夏 半两，切作骰子大，用萝卜一个亦切作骰子大，用水一碗，煮尽为度，不用萝卜　　人参 二钱半，去芦头取末，焙干秤

右二味焙干，同为细末，生姜自然汁煮糊圆如绿豆大。每服二十圆，姜汤食后服。量小儿大小加减。

半夏圆　治小儿痰疾并嗽。

半夏 七个圆大者，汤泡七次，切，生姜汁浸一宿　　定粉　　北矾灰 各一分

右三味为细末，面糊圆如绿豆大。浓煎白茅根汤，下五圆至七圆，食后服。

白术半夏圆　化痰，治小儿咳逆，宽利胸膈，思乳食。

半夏 半两，汤泡七次，洗去滑　　白术 炒　　人参 去芦　　甘草 炙　　干姜 各二钱半，炮，洗

右五味为细末，生姜汁打面糊为圆如绿豆大。每服十圆，乳食后稍空，煎生姜汤下。

神白圆　小儿利膈下涎，去心胸噎塞并嗽，胃虚不宜服。

天南星 汤泡七次　　半夏 汤泡七次，各半两　　白僵蚕 直者，炒去丝　　白矾 生用，各一分

右为末，用杏仁七个，去皮、尖，巴豆一粒去心膜，同研和，再用去皮生姜汁为圆如梧桐子大，阴干，每服五圆。暴嗽，生姜汤下；久嗽，嚼胡桃肉、黄腊各少许，吞下。

---

[1] 去皮脐：内阁本此后尚有"全蝎半两炒去毒"一味。

温疳圆

平胃散加芦荟、猪胆为圆如麻子大，每服二十圆，米饮下。

小定志圆 治婴孩禀赋不足，心神睡卧不宁，常服压惊邪，止夜啼。

酸枣仁_{去皮，炒} 人参_{去芦} 白茯神_{各二钱，去木} 远志_{去心，水洗，微炒，一钱} 乳香_{半钱，别研}

右为细末，炼蜜和圆如粟米大。每服二十粒，别研生朱砂为衣，人参汤下。

小鹿茸圆 治小儿胎气不足，精血虚少，头大开解。

鹿茸_{酒浸炙} 苁蓉_{酒浸炙} 当归_{去芦，酒浸} 熟地黄_洗 茴香_{淘去沙，炒} 破故纸_炒 石斛_{酒浸} 人参_{去芦} 白术_炒 五味子_{各一两}

右为细末，酒煮面糊为圆如麻子大。每服二十圆，盐汤吞下，空心食前。

内消圆 治小儿头面手脚虚浮。

青橘_{五个，汤浸，去穰} 巴豆_{七个，去壳} 木香_{一钱，炮} 防己_{一钱半} 丁香_{十四粒，不见火}

右青橘同巴豆炒苍色，去巴豆不用。以其余药为末，蒸饼圆如麻子大。每服二三岁五圆，四五岁七圆，或十圆。男孩儿陈皮汤下，女孩儿煎艾叶汤下，日三服。

大朱砂圆 治小儿心气不足，不省事，多恐惧。

朱砂_{别研} 人参_{去芦} 石菖蒲 远志_{去心} 麦门冬_{去心} 甘草_炙 茯神_{去木，半两} 酸枣仁_{去皮，炒，别研} 全蝎_{石灰炒，去毒} 杏仁_{去皮、尖，各一分} 麝香_{少许，别研}

右为末，炼蜜为圆如鸡头大。每服半圆，煎木香麦门冬汤化下。

八物参术圆 平补心气，安神镇惊，除膈热痰实。

麦门冬_{去心} 远志_{去心} 菖蒲 茯神_{去木} 白茯苓_{去皮，各一两} 白术_{半两，炒} 人参_{一两，去芦头} 牛黄_{二钱，别研}

右同为细末，次研入牛黄，炼蜜圆如黍米大，以朱砂为衣。每服二三十圆，熟水下。

猪肚圆 治小儿肌体黄瘦，不思饮食，身体潮热，四肢无力。

柴胡一两，去芦头　芜荑一两　胡椒一百粒　木香一分，不见火　胡黄连一分　雄黄半两，别研　麝香少许，别研　雄猪肚一个

右为细末。用糯米入猪肚内缝定，煮烂，去糯米细切。猪肚和药末捣为圆如小绿豆大，米饮空心、食前下二十圆。

大黄圆 治小儿憎寒壮热，发渴，腹中结实，不能乳食者。

川大黄别研　柴胡去苗　槟榔各半两　赤茯苓去皮　人参去芦　木香不见火　桂心去粗皮，不见火　枳壳麸炒，去穰　桃仁汤浸，去皮、尖、双仁，麸炒黄，各一分

右为末，蜜圆如麻子大。每服以温水下五圆，日三服。量儿大小与之。

梅连圆 治小儿大便下血。

黄连去须　当归去芦，各二钱半　乌梅肉半两

右为末，炼蜜圆如绿豆大。粥饮下，不拘时候。

截风生胃汤 治小儿禀受气弱，脏腑泄泻，乳奶不化，或泻青水。此乃惊证之渐也，宜急服，神妙。

天南星一个，须半两以上重者，慢火炮熟，细剉　好人参不拘多少，焙干，细剉

右二味各一钱半，水一盏，生姜二小片，大枣一枚，冬瓜子仁十四粒，慢火同煎取浓汁，用注儿灌下。每服作三两次吃。仍先尝过，恐生，麻儿口。

四君子汤 加神曲、麦蘖、黄耆治小儿病后脾胃怯弱，五心烦热，不美饮食。

白术炒　人参去芦　白茯苓去皮　黄耆各二两，蜜炙　神曲炒　麦蘖各一两，炒　甘草一分，炙

右为细末，沸汤点服一钱。

饭虎汤 治脾虚不思饭食。

人参去芦，一两　草果仁炮，一两　高良姜半两，炒　干姜半两，炮，洗　陈橘皮七钱，去白　白豆蔻仁[1]　甘草炙，一两

右件为细末。入盐沸汤点下，食前。

沉香磨脾汤　治小儿脾胃不和，黄瘦，多汗，不食。

香附子一两，去毛　缩砂仁　人参去芦　神曲炒　麦蘖炒　沉香不见火　甘草炙，各半两

右为细末。每服一钱，沸汤调下，不拘时候。

山药汤　治脾胃怯弱，不喜饮食。

山药半两，炒　白术半两，炒　粟米一分，略炒　木香一钱，湿纸裹煨　人参去芦，半两　甘草一钱，炙

右为细末。每服二钱，水半盏，入陈紫苏一大叶，同煎至一半，去滓温服，食前。

苏香汤　平小儿心肺，消痰壅咳嗽。

紫苏叶　木香不见火　人参去芦，各一两　甘草炙　五味子去枝　陈橘皮各半两，去白

右为细末。每半钱入生姜自然汁少许，同荆芥汤调下。

和解汤　治小儿四时感冒寒邪，壮热烦躁，鼻塞多涕，惊悸自汗，肢节疼痛，及麸疮、豆疮已发未发者，皆可服。

羌活　防风去芦　人参去芦，各一两　干葛　川升麻轻者　甘草微炙，各半两

右六味为粗末。每服三岁儿一钱，水三分盏，生姜半片，枣子少许，同煎至二分，去滓温服，不拘时候。量儿大小加减。

化毒汤　治小儿疮豆已出未出，并可服之。

紫草嫩者　升麻　甘草炙，各半两

右剉如麻豆大。以二钱，糯米五十粒，煎一盏，去滓温服。

活脾圆　治小儿脾困成慢脾风。吉氏家传。

---

[1]　白豆蔻仁：原书未出剂量。两校本亦同。

天南星炮，去皮　　半夏汤泡七次　　白附子炮

右等分，为末，炼蜜圆如绿豆大。服三圆，或大段吐泻，米饮下。

银白散　治小儿胃虚，吐泻烦渴，成慢脾者。医官毛彬传。

干葛　　人参去芦　　白茯苓去皮　　山药　　半夏一分，汤泡七次，洗去滑，姜制成饼，炒黄　　白扁豆各半两，炒　　糯米

右件同为细末。每服二钱，水八分，生姜二片，同煎六分，温服。

治走马疳

枯矾，入些甘草、麝香，频擦虫蚀牙处。

曲香散　治小儿慢惊，皆因吐泻所致，若大吐数日不止，便作惊候，急服此药，即可止吐。

赤曲　　藿香叶各半两，去土　　丁香不见火　　肉豆蔻面裹煨，各二钱

右为细末。每服一钱，一岁婴孩半钱，香楠木汤调下。楠木定惊止吐，神妙不可言。

星香汤　治小儿吐，或兼泻，或独泻，服前药未效，急服此药。既止吐泻，又能截惊。

大天南星、藿香叶同生姜等分约半两，用水一大碗煎干，取出，独取天南星为末，去藿香叶、生姜不用。量小儿大小每服一钱，入冬瓜子少许，同煎一盏至半盏。天南星须是极大半两以上者，尤佳。

蝎附散　治小儿吐泻既久，用前二药不效，已成惊证，手足搐搦，口眼牵邪，急服此药，十止八九。一日之间须数服，为妙。

全蝎七个，用龙脑薄荷裹麻黄缚之，酒浸干，去麻黄、薄荷不用　　人参去芦，一钱，蒸过　　白术一钱，蜜炙黄　　附子六钱重者，去皮、脐，取一钱用　　梓朴五钱，甘草水煮，焙干，取一钱，不用甘草

右为末。竹茹煎汤调下半钱，立效。如急惊，切不可服，须审证可也。

安全散　专治慢惊后余未退，精神不爽，与第三、第四药相间日一服。凡此五药随证用之，病者无不全安。

人参去芦，一钱，焙　　白术炒　　白附子炮　　南星姜汁一碗煮干，切片，炒

天麻炮　辰砂别研　当归焙,去芦　乳香别研　没药别研　吊藤勾子者,焙　白僵蚕直者,炒去丝　全蝎去毒　白茯苓去皮,焙　羌活焙　防风去芦,焙　川芎焙　甘草炙,各一两　麝香半钱

右并秤净药,为细末。每服一钱,水一小盏,薄荷、生姜、枣子煎至六分,或只用薄荷汤调下。

乌蛇散　专治一切惊风痫,角弓反张,潮搐,甚者及心肺中风,宜煎服之。

乌蛇梢一两,生用　白附子炮　半夏汤泡七次,各一分　天麻　白僵蚕直者,炒去丝　人参去芦　石菖蒲一寸九节　川附子一枚重半两,微炮,去皮、脐　全蝎去毒　羌活各半两

右件捣罗为末。每服二钱,水两盏,入生姜十片,薄荷五叶,同煎至一盏,滤去滓,放温,时时滴入口中。

天竺黄散　退风热、惊热、惊风。

天竺黄　蝉蜕洗　僵蚕直者,炒去丝　山栀子　甘草炙　郁金

右等分,为细末。每服一钱,熟水调下。

朱砂散　治小儿惊热,和气。刘氏家传。

朱砂别研　白茯苓去皮　人参去芦　山药各等分　甘草减半,半生半熟

右为末,金银薄荷汤下。和气,米饮下;发热,竹茹煎汤下。量大小下一字,或半钱,或三字。

蝎附散　醒脾去虚风。张氏家传。

大附子一钱,炮,去皮、脐　大全蝎七个　大白附子三个,炮　天麻二钱

右件为末。每服半钱,浓煎冬瓜子汤调下。

人参黄耆散　治小儿身热,肌瘦自汗。

人参去芦　绵黄耆蜜炙　白茯苓去皮　山药　百合　甘草炒,各一两

右细末。每服二钱,浓煎麦门冬汤点服,不以时候。小儿服一钱,频服甚妙。

牡蛎散　治卧时盗汗,风虚头痛,怔悸恍惚,口干羸瘦者。

牡蛎煅赤　白术炒　防风去芦,各三两

右同为细末。每服一小钱,温酒或米饮调下。止汗有验。

香朱散 治小儿盗汗。

香白芷一两,剉碾为细末 朱砂一钱,研细

右为一处,同和。每服一钱,浓煎小麦汤调下。

龙骨散 治小儿夜后常有盗汗,黄瘦。

白龙骨煅 牡蛎粉 黄耆剉 人参去芦 熟干地黄洗 甘草炙 麻黄根各半两 麦门冬一两,去心

右件捣罗为末。每服一钱,水一盏,煎至五分,和滓,不计时候,温服。量大小与之。

止汗散 治小儿头汗、盗汗。

白茯苓去皮 牡蛎粉各四两

右等分,为末。遇有汗处扑之,汗自止。

欢喜散 治小儿外感风邪,发热头痛,无汗恶风,或些小温热。鼻塞清涕,泪出嚏喷,并皆宜服。

防风去芦 人参去芦 甘草炙 天麻 前胡各二钱半 细辛 桔梗各二钱,炒 枳壳去穰,麸炒,二钱半 柴胡各一钱 白茯苓去皮 川芎三钱

右为细末。每服三岁以上抄一钱,用水六分盏,薄荷两叶,同煎三两沸,通口服,不拘时候。量大小加减服之。

红绵散 治小儿夹惊伤风,浑身壮热,睡卧多惊,眼目上视,潮搐不定。风邪相干,此药大有功效。兼治一切惊风。

全蝎焙,去毒 天麻细剉,用好酒浸一宿,焙干 天南星炮,大者取净,以上各半两 麻黄七钱,去节 人参去芦,一分,洗净,焙 白附子两只,炮 朱砂五钱,好者,入诸药拌和

右件一处为细末。一二岁每服用小半钱,三四岁每服一小钱,水用一灯盏,四岁用水小半盏。用白绵约一皂子大同煎,候绵色转红为度,却去绵不用,只服药汁。如发或惊搐,系无时与服。如夹惊伤风,一日两服,申时、临卧进两服,须臾即愈。

龙脑散 治一切风热。

龙脑薄荷　僵蚕直者，炒去丝　川芎　防风去芦　甘草炙，各半分　细辛半钱

右件为细末。每服半钱，米饮调下，临卧时看病，随证用汤使。

化毒散　治疮豆出不透，倒靥头焦。

白芍药不拘多少

右为细末，用蒲桃研细，入白汤内，去滓，只用白汤调服一二钱，其豆子即出。若患腹痛，连进二服。若无新蒲桃，以番蒲桃代之，亦妙。

乌梅散　治小儿冷热痢，心神烦渴，腹痛，胸膈滞闷。

乌梅肉微炒　诃梨勒煨，用皮，各五枚　甘草炙微赤，剉，三分

右为细末。水一盏，煎五分，去滓，放温，不计时候服。

红粉散　治小儿浑身虚肿，气喘，不思饮食。

朱砂别研　槟榔各一钱　轻粉半钱

右为末。每服一字及半钱，薄荷汤调下。吃一服，则大便微通利。仍用观音散、人参散调其胃气。忌生冷粗硬等物。若是脾虚，不可服，此更宜详审用之。

六神散　治小儿泄泻后脾虚，身体发热。

人参去芦　当归去芦　川芎　地黄洗　地骨皮　甘草炙

右等分，为粗末。每服二钱，水八分盏，姜二片，煎至六分，去滓，食后下。

麦门冬散　治小儿呕吐，脉数有热。

麦门冬去心　半夏曲　人参去芦　白茯苓各三分，去皮　甘草一分，炙

右为细末。每服二钱，水一盏，姜三片，煎至五分，去滓，温服，日二三服。

茯苓散　治小儿诸渴不止。

白茯苓一两，去皮　乌梅二钱半，微炒　干木瓜半两

右为细末。每服一钱，熟水调下，不拘时候。

龙胆散　治小儿一切疳，日渐黄瘦，无问远近，皆效。

龙胆　木香不见火　蜗牛　夜明砂　地龙去土　熊胆　芦荟　麝香别研　朱砂别研　青黛各一分，别研　干蟾头一个，炙令黄焦

右件药为末。每服以粥饮调下半钱，量大小以意加减。更吹少许入鼻中，虫子自出。黄白色可医，黑色难疗。

加味观音散　补虚调胃气，进乳食，止吐泻。

白扁豆微炒　石莲肉炒去，心　人参焙，去芦，各一分　白茯苓一钱半，去皮　神曲二钱，炒　甘草炙　香白芷　绵黄耆槌碎，用蜜水拌炙　木香炒，各一钱　白术炒，一钱半

右为末，每服婴儿用一字，二三岁半钱，四五岁一钱，用水一小盏或半银盏，枣子半个，煎十数沸，温服。

止吐散　治小儿吐乳，令母服此方。

人参去芦　生姜　陈橘皮去白

右件捣罗为散，每服三钱，水一中盏，煎至六分，去滓，温服。分二服，服了良久，令儿饮乳，大效。

草豆蔻散　治小儿吐，不纳乳食。

草豆蔻三枚，去皮　甘草一分，炙微赤，剉　人参半两，去芦

右为粗散，每服一钱，水一小盏，煎五分，去滓，不计时候，量大小增减服之。

丁香草果散　治大人、小儿脾虚发热及潮热，他药不治者，服如神。

丁香一钱半，拣新辣者，不见火　麦门冬半两，去心，汤洗　草果三个，面裹煨，面裂为度　淡竹叶十叶　人参去芦　白茯苓二钱半，去皮　半夏姜汁浸　甘草炙　小儿加陈皮各二钱，去白

右为粗末。分作六服，用水一盏半，姜三片，枣一个，煎七分，去滓，不拘时候。

木香散　治诸般积，或惊闭不通，取积立效。

木香一钱　陈皮去白，二钱　巴豆五粒，去皮膜

右三味，同巴豆炒黄色，去巴豆，只留一粒，同前药为末。每服或

一字，陈米饮调下。如吐泻，砂瓶煎香附子汤，服量大小加减与之。

玉拄杖散　补小儿气虚，或病后怯弱。

人参去芦　黄耆炙　白茯苓去皮，各等分

右为细末。每服一钱，水六分盏，煎四分，食前服。

蝎附散　治小儿吐泻日久，或大病后生风，时发搐搦，目睛斜视，手足瘛疭，冒闷昏塞，身体强硬，角弓反张。史越王授大父文节。

天南星一枚大者，重二两，槌碎　附子一枚重七钱，槌碎

以上二味，用生姜四两取汁，及好酒一盏，于银石器中同煮令汁尽，焙干。

白附子七枚，炮　全蝎七枚，炮　辰砂半两，别研　代赭石二两，火煅，研细

右件为细末，入麝香脑子少许，煎薄荷汤调下。不拘时候，少时再进一服。小儿身上有小红斑点出，即验也。

醒脾散　治小儿慢惊脾困及大患后，全不进乳食。

大天南星一两，每个切作五六块，用生姜一两切片，厚朴一两剉碎，水三升煮令南星透，拣去厚朴、生姜，只用南星，薄切，焙干　冬瓜子一百二十粒，郑愈方用三十粒　白茯苓半两，去皮

右为细末。每服一钱，水半盏，生姜一片，煎三分，温服。或用蝉壳煎汤，调下亦得。

桔梗散　治小儿卒得咳嗽，吐乳。

桔梗炒　人参去芦　陈皮汤泡去白，各一分　甘草炙　麦门冬去心　紫苑去苗土，各半两

右为粗末。每服一钱，以水一小盏，煎五分，去滓，量大小服之。

犀角饮　治小儿心经受热，惊呼异常，目多赤脉，痰壅气满，不快乳食。

半夏汤泡七次，切片，半两　犀角一分，磅　人参一分，去芦，切片　白茯苓三钱，切片　甘草一钱，炙

右件为粗末，每服二钱，水一盏，生姜二片，煎至三分，去滓，不

拘时候，旋旋与服。

越桃饮子 退小儿积热。

山栀子　甘草炙　大黄　红芍药各一分　连翘　黄芩各半分

右件为细末，每服半钱至一钱，蜜汤调下。大退积热。

木香煎 治食不知饥饱，积滞内停，脚木脚细，下痢无度。

南木香剉　肉豆蔻面裹煨　干蟾两个，酥炙　胡黄连　使君子去壳　五灵脂各一两，捣罗为细末，别研　巴豆七粒，去油尽　麝香一分，别研

右为细末，拌和，滴水于石臼中捣一二百下，圆如黍米大。每服三粒，温生姜汤下。乳后，量儿大小，加减服之。

辰砂膏 压惊化涎，理嗽利膈，退风热。

天南星炮熟　辰砂各一分，别研　僵蚕直者，炒去丝　乳香各一钱，别研　蝎梢　麝香各半钱，别研

右六味，并须制讫秤。再研，和炼蜜少许和剂，蜜不欲多。每服量多少，煎金银汤或熟水化下，乳后服之。

把搐膏 治小儿一切惊风。

藿香叶三钱，去土　天南星炮　白附子炮　麻黄去节　天麻各二钱　白僵蚕一钱半，直者，炒去丝　蝎梢十个，去毒　脑　麝各少许　蜈蚣一条

右件为末，炼蜜为圆如鸡头大。每服一圆，葱白汤化下。

乌犀膏 治小儿伤风寒邪，诸痫惊风，壮热，手足瘈疭，渐成慢惊风候，痰涎壅滞，眼目上视及冒冷，浑身壮热，并皆治之。

川乌头　天南星各极大者三个，并烧存性，内如皂子白星为度用　玄参末　薄荷末各五钱

右研细，用炼蜜为圆如鸡头子大。每服一圆，小儿半圆，薄荷汤下。筋力缓急，乳香葱白汤下。

羌活膏 散风热，化痰安惊。

羌活　荆芥穗　甘草各半两，炙　白术炒　白附子炮　白茯苓去皮　川芎　防风去芦　朱砂一半入药，一半为衣，各二钱　桔梗去芦头，洗，半两

右为细末，炼蜜圆如鸡头大。每服一圆至两圆，用薄荷荆芥煎汤

化下。

住唇膏 小儿常服，永不生风痰证。心无惊，面多红润，唇脸如丹。常服无疳积、诸癖疾患。

白僵蚕一两，去头、足、丝，直者，生，为末，以姜汁和为饼子，于火上炙干，又再炙末，复以汁为饼子，干为度　朱砂二钱，细研，用水一碗浸淘三遍，去黄色纸上候干，研如粉细

右同合和研，炼蜜为膏入瓷合子内贮，每用如鸡头大。三岁只可一圆。如三岁以下，更分用之，饮汤熟水化下。

乌金膏 治小儿疳气灌入阴间。黄亮色。

通草　黄皮　大黄各一分，烧留性

右为末，每服一钱，猯猪胆调成膏，于阴上涂。如未退，煎蛇床子汤洗后再调涂之。

人参膏 应一切脾胃不和，并宜服之。

人参去芦，一两　白术炒　丁香不见火　藿香叶各半两，去土　白豆蔻

右件为细末，炼蜜为圆如鸡头大。每服一粒至二粒，米饮化下，乳前服。

助胃膏 治小儿脾胃虚弱，或吐逆泄泻，脐腹疼痛，不进饮食。

白茯苓去皮　白术炒　川厚朴去皮，姜制炒　藿香叶洗去土　甘草炙　诃子煨，去核　人参去芦　陈皮去白，各半两　木香煨　草果去皮　丁香不见火　肉豆蔻面裹煨，各二钱半　没石子五个

右碾如粉，炼蜜圆如鸡头大。每服一岁以上儿一粒，煎生姜枣汤下，食前。其余大小，更以意加减。如觉儿胃有寒，脾脉弱，小便白而多，大便或青黄不定，常常服之，甚妙。

牛黄膏 治膈热及诸热，镇心解毒。

川郁金半两，用皂角三寸，巴豆七粒，水一碗，铫内煮干，不用皂角、巴豆　马牙硝　硼砂　甘草炙，各半两　朱砂一钱　寒水石各一分　脑麝少许

右为末，炼蜜为膏圆如梧桐子大。每服一圆，麦门冬熟水化下。

朱砂饼子 治小儿急慢惊风。

天南星炮　白附子　白僵蚕洗，各一分　白花蛇三钱，去皮、骨

右为细末，用天麻末、白面少许，煮糊为圆如梧桐子大。每服一饼，朱砂为衣，用金银薄荷汤化下，不拘时候。

诸杂方

千钟酒　解酒毒。

蜜曲陆二两，又名鸡横子，研为膏，入白附子末一两，研和作饼，悬于风处阴干作曲　缩砂仁　白姜炮，各一两

右为细末，稀面糊为圆如梧桐子大。每服三十圆，热盐汤下，少顷便苏醒。

治腋气

密陀僧、黄丹等分，为细末。每用时，先以皂角水洗净腋间，然后以蒸饼两个夹在腋间少时，然后用药掺傅。

又方

用关通钱十文，火煅醋焠，尽为度。去醋，以其盏底者细研如粉，入密陀僧半两，枯矾一钱，轻粉一字，麝香一钱半，同研为末。候浴了，剃却腋毛，以生姜一块厚切作片，蘸药自抹，不得用它人手，左右更互上之，易三度，则自然除也。

又方

金粉　黄丹　黄连　槐花

右等分，为细末，至夜以少蜜和水调傅之，十日见效。

又方

土矾五钱　密陀僧三钱　腻粉三十文　龙骨三钱

右为细末，每用半钱，以生姜自然汁调得所，涂之，立效。

神仙救人圆　治体气。不问三二十年者，用之不过三五次，除根。

风化石灰一钱一字　泥矾三钱一字　真胆矾枯　白矾　腻粉各二钱

右研如粉细，入脑子、轻粉少许，再研。先用汤洗两腋，却以药末

一钱，浓米醋调，涂之。

治汤火伤清凉膏

南粉四两，细研

右用腊月猪脂一斤，银瓦器内炼去滓，趁热入新瓷器内，次入南粉，待其温，用竹篦搅，庶不上清下澄。汤火所伤，用篦子取药，涂上痛所，并无疮瘢。

又方

炒脂麻出火毒，碾为细末，麻油调涂之，甚妙。

治误吞钱[1]

烂嚼凫茈咽之，多为妙，生熟皆可。

又方

用活鹅捂嘴倒提，良久放手开，嘴内涎出，以碗贮之，入生麻油三两滴。令小儿饮之，少顷，吃少温白汤，即恶心，其钱吐出。

治诸骨鲠

砂糖如鸡子大，烂嚼，仰面以热酒咽下，骨随酒便下。

又方

萆麻子七粒去壳，研细，入寒水石末，缠令干湿得所，以竹篦子挑二三钱入喉中，少顷以水咽之，即下。

治鱼骨鲠

白梅取肉去核，以砂糖含化，须臾骨软自下，此方甚验。

又方

象牙屑和砂糖作圆，含化。

治寸白虫

酸石榴树根向东行者取皮，楝树根皮，各三钱，用水两碗煎八分，夜露一宿。次日候腹空待饥以食时，先炙猪肉数片，食讫，即将前药服之，当有所下。服药后微似有头晕，勿怪。甚者只两服除根。

---

[1] 钱：原后有"方"，据目录删。

又方

用鸡子一个，入韶粉一钱，重打和，于饭甑上蒸熟。次日五更，再于汤瓶上顿热，细嚼咽下。忌荤味五七日，候虫下尽，方住服。

又方

生榧子十数个，五更细嚼咽下。

治一切蛇毒所伤

赤脚蜈蚣一条，瓦上焙干　透明雄黄　巴豆霜各一钱　麝香少许

右为细末，用杏核数个，各磨成一窍，去仁，填药在内，令满实，却用蜡圆子塞窍。临时用开蜡圆，以针挑药末少许，涂所伤处，候黄水出即瘥。用毕后以药圆子塞其窍，一枚可救十数人。

又方

取金钱草研烂，入生姜、蜜、酒合和，饮了。药到伤处，恐人倒，用扶两手，蛇毒即消。

误食毒药咽喉急闭

用羊蹄根细研，醋调饮。吐出涎，灌蜜水，声方出。

治中砒霜巴豆毒

用黄连汁饮一杯，即醒。

解毒方

用苦参为末，冷水调下一大钱，药毒吐出，即瘥。

解百药毒方

用出了蚕子纸烧灰，研为细末，每服一钱，新汲水调下，即愈。

解一切毒

大甘草不拘多少，于麻油瓶内浸，愈久愈佳，每日空心切一片食之，遇毒即吐。

染髭发方

针砂醋煮　诃子麸炒，去核　五倍子　百药煎　荞麦一钱，如无，以少面用

右为细末，醋煮荞麦粉为糊，稀稠得所，先净洗髭鬓了，揩拭令极

干，然后用前药涂染，却用荷叶包裹。不黑再染，一两度自黑。

乌髭方

蛤粉_{四两} 韶粉_{四两} 轻粉_{二字} 黄丹_{半两} 乌贼骨_{二字} 杏仁_{五个，去皮、尖} 乳香_{皂角大，别研} 块子石灰_{一两}

右研令极细，用瓷合收，勿透气。先以温水洗髭令净，量多少，用荷叶浓煎水调涂，用煮荷叶包裹紧系。临睡用，来早再用。皂角水篦去其髭，柔软而直，不脆。用药须带热厚为佳。

又方

每用水银一钱重，就石榴树上拣梢头极大者一个，就蒂开一窍，入水银在内令尽，以蜡固济其窍。候经霜了，就树摇动，听得已作水，则取出。每用些小拭髭，其黑如漆。

寻痛圆 治腰背并骨节因扑损疼痛发作。

杜仲_{去粗皮，姜汁炒，二两} 当归_{去芦，酒浸} 延胡索_{各半两，炒}

右为细末，炼蜜为圆如弹子大。每服一圆，盐酒嚼下，不以时候。

治打扑伤损 骨碎痛楚不可忍者。

水蛭一两，同自然铜一两于砂铫中炒，候水蛭焦苏，去自然铜不用，只将水蛭为细末。每服一钱，烧竹膜灰一钱，烧丝灰一钱，麝香少许，同和，温酒调下，其痛立止。其骨损处，先以薄旧绵包，令骨齐整，次用薄杉木片子夹之，外以软帛札定损处。甚者，服药三日，每日食前二服。曾经治一人，第三日后，其损处觉如虫行而痒，渐可屈伸。观之，如黄胶缠满损处，后平复如故，累有效。

又方

骨碎补去苗为细末，以黄米或糯米作粥，和药末裹伤处，痛止肿消。

又方

生地黄一斤，生姜四两，捣细，入糟一斤同炒和，乘热以布裹罨伤损处，冷即易之。先能整痛，后整骨，大有神效。_{乾德中，冀州士人徐蟠因坠马伤损，手足疼甚，医方用，一话。}

治筋断须续者

旋覆花根绞取汁，以筋相对，取汁涂而封之，即续如故。

治撷[1]**扑闪朒疼痛**

用艾叶细切，同糟拌和，摊在痛处，以绵帛缚定，久之自愈。

又方

牛皮胶十文，好米醋一大盏，浸胶令软，慢火上煎约三四分，入马屁孛二文，同煎数沸。看痛处，随大小上用纸贴之，一日一换，候痛定即愈。

洗面药 治粉刺。

益母草以多为妙，先烧作黑灰麸炭状，不可烧令太过，用饭饮作团，炭火中煅过。隔一宿打碎，再用饭饮作团重煅。似此五七次煅，候如粉，可用如面药。须先用皂洗面，然后用药一字，不可多。欲取粉刺，隔夜先以酸浆洗面，就调此药傅之，来早洗去。

诸汤

香橘汤

小橘一斤，以木架在盆上薄切作小片子，□[2]核。用甘草三两炙，盐三两，生姜六两，同橘浆淹一宿，焙干，如尚有余浆，焙时频蘸令尽，碾为细末。点服，香味极佳。

醍醐汤

梅八甘草七，桂二干姜一，更着六两盐，甜似菠萝蜜。

庆仙汤

好茴香淘去沙、皮　甘草炒

右等分，为细末，入盐，沸汤调下。

---

[1] 撷：原作"颠"，据目录改。
[2] □：原书为一字厥。校本同。疑作"去"字。

凤池汤

乌梅四两，去仁，连核用　桔梗去芦，炒　甘草炙　盐各三分

右为细末，每服一钱，沸汤调下。

清芬汤

五月五日取菖蒲切作片子，每四两用盐一两淹一宿，焙干，入甘草一两，檀香二钱，一处碾为末，点服。重牛菖蒲不若。

紫姜汤

生姜一片，炒　舶上丁香　盐　甘草一两，炙　丁香五十粒，不见火

右为细末，沸汤点服。

清韵汤

缩砂三两　石菖蒲一两　甘草半两，炒

右为细末，入盐，沸汤调下。

玉尘汤

半夏六两　白矾二两

右为细末，以瓷瓶盛水浸，春夏五日，秋冬七日，每日易水，以不浑为佳。用灰池纸衬干，用生姜自然汁搜作饼。入炙甘草二两半，丁香一钱，同为细末，盐汤点服。

方剂索引

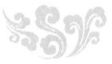

A

阿魏圆　22
艾附汤　115
艾煎圆　168
艾麦圆　99
艾茸圆　166
安宫散　172
安经圆　169
安全散　186
安神圆　177
安心圆　182

B

八宝饮　42
八味圆　147，149
八物参术圆　183
八物定志圆　26
巴戟散　139
把搐膏　192
白矾圆　38
白僵蚕散　163

白敛散　161
白芍药散　52
白石脂散　105
白术半夏圆　182
百两金　33
柏芷散　116
柏子仁圆　50，127
柏子散　105
半夏散　172
半夏汤　132
半夏圆　37，38，182
保寿丹　93
倍槐圆　117
倍姜半夏圆　37
倍力圆　137
必应散　112
荜澄茄散　24
荜澄茄圆　66
萆薢圆　123
蓖麻膏　174
碧玉丹　175
碧云散　163

扁金丹 175
鳖血煎圆 180
槟榔散 135
槟茱圆 79
冰雪饮子 16
补骨脂圆 90
补脾圆 63
补气汤 46
补气温疳圆 180
补髓青娥圆 137
补胃圆 64
补泄防劳圆 124
补泻圆 130
补心丹 25
补心汤 28
补心圆 27
补益延寿膏 47
补真断下圆 96
补中圆 100
不老圆 60

C

苍耳汤 155
草豆蔻散 75，190
草果养脾汤 70
茶调散 10
茶调香附散 119
常服木瓜圆 125
辰砂安惊圆 179
辰砂膏 192
辰砂秘真丹 25

辰砂宁心散 28
沉附膏 48
沉附汤 44
沉魏丹 19
沉香附子汤 88
沉香归附散 47
沉香煎圆 20
沉香金粟散 74
沉香磨脾汤 185
沉香散 24，32，76，145
沉香汤 115
沉香养脾汤 70
沉香饮子 135
沉香圆 68，80
趁痛圆 130
承气转精圆 129
赤豆散 174
赤荆散 158
赤石脂散 105
赤石脂圆 85
赤圆子 99
冲和汤 16
除湿巡经圆 129
除湿圆 125
除饮汤 40
川韭圆 138
川乌灵脂圆 3
穿珠圆 153
吹喉散 163
苁蓉散 52

D

大补黄耆汤　51
大附散　46
大固肠汤　71
大黄圆　184
大牢牙散　155
大祛风丹　2
大托里散　160
大温白圆　22，80
大效妙应圆　79
大药紫金丹　1
大脏丹　94
大正气散　53
大朱砂圆　183
大紫苏饮　24
当归黄耆汤　51
当归圆　167
导痰圆　36
涤痰圆　35
抵圣散　106，161
地黄鹿茸圆　166
地黄散　173
地黄圆　118
点眼方　152
丁沉圆　68
丁豆圆　69
丁香半夏汤　39
丁香草果散　190
丁香导痰饮　42
丁香开胃圆　64
丁香快脾汤　70
丁香内化圆　148
丁香散　106
定痛圆　137
豆蔻散　104
豆蔻汤　72
独姜汤　41
独连圆　115
独芎散　173
断汗汤　54
夺命圆　58

E

二灰散　116
二姜圆　115
二十四味大建中汤　50
二乌圆　3
二香饮子　17
二宜散　105
二珍散　80

F

法制厚朴圆　90
返精圆　87
饭虎汤　72，184
防风散　13
肥肠圆　101
肥儿圆　179
分气圆　20
凤池汤　199
佛手散　172

茯苓散　189
茯苓圆　57
茯神散　54
茯神酸枣仁汤　27
附子除湿酒　135
附子大建中汤　53
附子降气汤　46
附子鹿角煎　47
附子面　49
附子散　78
附子升降汤　39
附子细辛汤　10，39
附子燥脾汤　71

G

甘草圆　162
拱辰丹　165
谷神圆　69
固肠饮　106
固肠圆　96
固经散　143
固精圆　57
固脬圆　56
固荣丹　111
固胃圆　64
固阳圆　95
固真丹　55，85
归附汤　115
国老汤　111

H

诃附圆　68
诃黎勒圆　66
何首乌圆　3
和解汤　185
鹤膝汤　155
黑圣散　142
红粉散　189
红绵散　153，188
红娘圆　154
厚肠圆　95
厚朴豆蔻散　74
厚胃圆　99
胡椒圆　31
胡芦巴圆　90
虎骨酒　89，135
虎骨散　134
虎骨养筋丹　5
琥珀卫生散　172
琥珀圆　86，170
化毒散　189
化毒汤　185
化荣散　174
化痰消饮圆　36
槐花汤　119
欢喜散　188
还睛圆　149
还少丹　84
换腿圆　125
黄蘗散　157
黄连圆　114，118
黄芩散　160
黄龙圆　15

黄耆柏子仁散　88
黄耆除热圆　167
黄耆散　46
黄仙饼子　33
黄圆子　4
回生散　163
茴香圆　57
豁痰汤　39
活络丹　122
活络汤　171
活脾圆　185
火毒丹　94
火坠散　32
藿香养胃汤　71

J

既济补真丹　81
既济圆　86
加减大橘皮煎圆　89
加减理中圆　60
加减《千金》思食圆　65
加减十全汤　45
加减四君子汤　71
加减香连汤　159
加料乐令黄耆汤　140
加料平胃散　17
加味白圆子　5
加味观音散　190
加味火轮圆　60
坚牙散　155
建脾圆　63

姜附散　76
姜黄散　157
姜橘饮　17
姜连圆　98
姜香散　107，119
姜香圆　91
胶姜理中汤　119
椒巴圆　145
椒附香朴圆　62
椒附圆　101
椒黄酒　48
椒蜡圆　91
椒龙圆　123
椒朴圆　60
揭毒膏　160
截风生胃汤　184
解渴饮子　141
金花一圣散　10
金连圆　180
金铃子圆　29
金锁丹　55
金锁散　28
金锁正元丹　59
金线膏　151
经进丁香调气汤　22
经进过院汤　23
经进清中汤　23
荆芥汤　110
九仙丹　26
韭附圆　101
韭子圆　57

酒蒸黄连圆　15
酒煮矾　164
酒煮黄连圆　97
救生丹　83
救脱散　172
桔梗散　191
桔梗圆　37
菊花散　150
橘红散　77
橘姜圆　145
橘苓圆　38
橘皮茯苓圆　22, 37
橘皮枳实汤　40
橘杏圆　21
巨胜七宝圆　118
瞿麦散　146
瞿麦汤　120
蠋痹汤　131
蠋毒圆　130
蠋痛汤　133
卷柏散　173
决壅破饮圆　36
峻补圆　99

K

开咽喉捷法速效方　164
坎离丹　83
坎离圆　88
枯药　109
苦楝圆　180
快膈圆　67

快脾饮　15
快脾圆　63
快气消块散　146
快圆儿　69
快中饮子　78
宽咽酒　164
款气散　41

L

来苏散　14
狼毒圆　145
藜芦粉　161
立神丹　29
立效木香散　159
立效散　17, 33
立应散　156, 163
蛎香散　173
连胡圆　180
连朴圆　98
敛经散　173
楝根散　117
料物圆　67
灵龙丹　2
灵砂宁神圆　85
灵脂酒　174
灵脂散　141
灵脂圆　79, 168
硫附盐矾圆　117
六半汤　131
六神散　189
六物散　162

六物汤 103
六乙散 142
六乙汤 23
龙胆散 189
龙骨散 188
龙骨圆 58，170
龙虎汤 45
龙虎饮 47
龙脑青金圆 179
龙脑散 188
龙脑圆 177
龙石散 110
鹿角散 173
鹿茸地黄煎 47
鹿茸四斤圆 127
鹿茸汤 44
鹿茸圆 166
鹿香散 162
落痔膏 113

M

马啣汤 162
麦门冬散 189
梅姜散 119
梅连圆 184
梅茸圆 114，118
秘精圆 56
妙应散 116
妙应圆 119
磨腰丹 136
牡蛎散 187

木鳖散 112
木瓜圆 123，126
木槿散 112
木通散 147
木香定痛圆 30
木香分气圆 70，181
木香附子汤 6
木香诃子散 116
木香黄耆汤 51
木香煎 192
木香散 104，190
木香神曲圆 66
木香饮子 136
木香圆 98，180
木香煮散 76

N

南华丹 34
南岳草灵丹 10
硇附圆 79
内补散 157
内灸丹 95
内消圆 145，183
内炙圆 169
拈痛散 24
拈痛圆 21，155
牛黄膏 193
牛黄圆 177
牛膝木瓜圆 126
暖下圆 95
暖脏圆 95

P

霹雳煎　121
平肺汤　40
平胃圆　35
破故纸圆　86
破脓如神散　159
蒲黄散　141
蒲藕圆　115
朴附圆　62，90，97
朴蘹圆　112
普济散　14
普救散　14

Q

七奇汤　150
七生丹　2
七圣散　7，134
七星圆　3
七宣圆　128
奇应轻脚圆　124
耆附汤　54
千钟酒　194
羌活膏　151，192
羌活散　146
青矾散　164
青金圆　35
青龙圆　178
青盐散　156
青盐圆　69
轻脚圆　129

清芬汤　199
清膈散　77
清膈圆　162
清凉膏　160
清明丹　148
清脾汤　71
清脾饮子　77
清气散　23
清涎汤　40
清心圆　140
清韵汤　199
清中圆　140
庆仙汤　198
曲蘗二姜圆　65
曲香散　186
驱风散　7
驱疟散　17
祛风大圆　4
全生丹　165
全蝎散　32，156
全蝎圆　30

R

染髭发方　196
人参大温中圆　65
人参丁香煮散　75
人参膏　193
人参黄耆散　187
人参藿香散　74
人参散　16，53，104
茸附汤　44

肉附圆　101
如神汤　104
如圣饼子　78
如圣饮　107
如圣圆　100
如意散　52
乳香没药圆　126
乳香木瓜圆　124
乳朱圆　120
软红圆　147
润肠圆　110
箬灰散　146

S

三白圆　56
三倍汤　16
三豆蔻饮子　77
三和汤　72
三建登仙酒　136
三建圆　100
三棱圆　67
三龙散　174
三妙圆　91
三磨散　105
三神汤　150
三香圆　169
三羊散　161
沙节汤　132
山药汤　185
山药圆　49
山栀散　116

疝气傅药　34
上清丹　34
烧梅散　119
烧茄散　158
参诃散　120，172
参诃饮　42
参蓍鳖甲散　51
参术散　42
神巴圆　162
神白圆　182
神保丹　1
神方脚气圆　130
神感圆　4
神功散　143
神功异宝圆　127
神金散　139
神曲豆蔻圆　181
神授散　115
神仙备急丹　19
神仙既济丹　82
神仙救人圆　194
神仙青娥圆　137
神仙轻脚圆　122
神效定痛圆　137
神效木瓜汤　130
神应乳香圆　101
神应散　32，104
神应圆　117
升麻细辛汤　155
生地黄煎　149
生肌药　161

生姜橘皮圆　38

生气散　74，107

生气养胃圆　64

生熟饮　17

生血丹　26

胜金圆　56，138，167

胜疟饮　18

胜七香圆　20

圣饼子　11

圣效散　151

失笑散　80，156

十八味黄耆建中汤　50

十补圆　169

十三味当归补虚汤　171

十味养荣汤　171

十香圆　21

十正汤　72

石膏散　11

实脾圆　181

收疮口药　161

受拜茴香圆　30

殊胜汤　40

殊圣散　158

舒筋保安散　7

舒筋散　135

舒筋圆　127

刷痰汤　41

刷痰圆　35

双白圆　56

双和汤　132

双金散　111

双圣丹　16

双枣散　76

水澄膏　109

水葫芦圆　140

水煮青盐圆　102

顺气散　134，142

顺胃散　78

思仙续断圆　122

四倍圆　35

四和丁香散　75

四君子汤　184

四君子圆　181

四味茯苓汤　103

四蒸圆　128

四柱散　23

苏橘大圆　66

苏香汤　185

酸枣仁散　7

蒜连圆　98

缩泉圆　56

T

塌气散　24

太仓圆　67

太素神丹　93

太一丹　176

痰嗽圆　38

醍醐汤　198

替饭圆　67

天麻圆　179

天南星圆　38

天仙藤散　52

天雄散　10

天竺黄散　187

调中汤　103

铁刷汤　40

通痹圆　5

通气圆　144

通中散　80

透鬲圆　36

菟丝子圆　149，166

推陈散　173

W

腽肭脐圆　86

万安汤　102

煨肾圆　129

卫经丹　59

胃爱汤　72

温白圆　36

温疳圆　183

温胃丹　176

温胃圆　65

乌金膏　193

乌金圆　113，117

乌梅散　189

乌蛇散　187

乌石散　157

乌犀膏　192

乌药散　134

乌玉圆　111

乌髭方　197

乌紫金圆　99

无名散　52

五倍汤　131

五倍子散　157

五痹汤　133

五膈要圆　22

五圣汤　41

五兽饮子　17

五痫圆　177

五香蠲痛圆　128

五香散　76

五香圆　30

五子圆　87

X

犀角饮　191

洗面药　198

洗痔方　113

仙茅圆　87

先君刑部所藏五痔方　107

香附子散　80

香椒散　157

香芥散　156

香橘汤　198

香橘圆　38

香连圆　97

香硇圆　31

香茸圆　100

香薷汤　15

香乌圆　154

香犀圆　123

香芎散　11

香嘿散　105

香朱散　188

消毒膏　174

消矾圆　3

消谷丹　59

消谷圆　65

消乳痰圆　182

消肾脱钳圆　32

消食圆　69，181

消饮圆　35

硝石散　164

小补髓汤　45

小补心丹　84

小定志圆　183

小豆圆　118

小风引汤　132

小建中圆　66

小姜香圆　67

小鹿茸圆　183

小塌气圆　20

蝎附散　186，187，191

蝎梢圆　31

泻心汤　162

獬豸汤　73

星附定晕汤　41

星香汤　186

醒风汤　6

省风汤　6

醒脾散　191

醒脾汤　71

杏霜圆　100

芎桂散　134

雄附汤　73

续断散　134

续断圆　114

宣经圆　138

寻痛圆　197

Y

胭脂散　158

延龄汤　6

延年断汗汤　54

芫花散　158

羊肉汤　45，171

羊肾羹　49

羊肾粥　49

阳起石圆　170

养肝圆　88

养脾圆　62

养心丹　25

养源散　157

养脏丹　94

养真圆　99

夜光圆　149

一轮雪　152

一呷散　7

已寒圆　68

异方黄耆圆　124

异香丹　154

益胃圆　64

益心丹　25

薏苡仁圆　125
银白散　186
应圣圆　142
罂粟汤　103
罂榆汤　103
油炒乌头圆　5
余粮白术圆　144
羽泽圆　34
玉尘汤　199
玉池散　156
玉矾汤　162
玉龙膏　152
玉锁丹　55
玉拄杖散　191
玉箸硝　164
育肠汤　102
御府松节汤　133
御米饮　107
愈痛圆　91
圆通大圣散　104
远志圆　27
越桃散　116
越桃饮子　192

憎爱圆　138
斩邪丹　175
真人积德圆　165
真珠散　33
真珠圆　176
镇惊圆　179
镇心安神丹　176
镇心圆　58
正气散　91
正气煮散　75
正真汤　23
止汗散　188
止痛圆　79
止吐散　190
止血散　143
枳巴圆　118
枳壳圆　118
至圣散　14
至效十精丹　84
炙肝散　106
炙皂散　156
痔药　113
中虚丹　85
中岳汤　172
钟乳健脾散　73
钟乳生附汤　39
朱附圆　21，27
朱砂饼子　193
朱砂琥珀圆　26
朱砂散　187
朱砂圆　178

Z

枣肉豆蔻圆　60
枣肉圆　69
皂香圆　148
连毒汤　132
泽兰圆　168
增损平胃散　73

茱萸半夏汤 39	煮砂丹 83
茱萸半夏圆 37	助胃膏 193
茱萸健脾圆 63	住唇膏 193
茱萸木瓜圆 125	壮脾汤 72
茱萸内消圆 30	撞气圆 21
茱萸汤 132	追风饼 8
茱萸圆 181	追风圆 6
茱枳圆 37	追气圆 170
猪肚丹 175	追痛散 139
猪肚煎圆 102	追痛圆 31
猪肚圆 184	追涎散 163
猪骨散 51	滋渴汤 140
猪蹄汤 159	滋养圆 169
术附圆 68	紫姜汤 199
竹龙散 141	紫灵圆 167
竹叶汤 155	紫石英圆 166
煮附丹 93	左经汤 131
煮朴圆 61，96	左经圆 138